みんなの

研究倫理入門

臨床研究になぜこんな面倒な手続きが
必要なのか

東北大学大学院文学研究科 准教授
田代志門

医学書院

はしがき

今、「研究倫理」という言葉を聞いて心が躍るという人はほとんどいないと思います。たいていイメージするのは、倫理審査委員会に提出する書類の山や遵守すべき法令や指針の束、そして退屈な研修会の場面ではないでしょうか。私は長らく研究倫理の研究や教育に携わってきて、こうした状況になっていることを少々残念に感じています。

もちろん、好むと好まざるとにかかわらず、最近では研究倫理の議論に触れざるをえなくなり、その結果全体として研究者のリテラシーは上がってきました。昔はお飾りでしかなかった倫理審査委員会の「外部委員」の席には、今や患者会のメンバーや医療に関心のある市民が着くようになりつつあります。教科書やeラーニングプログラムをはじめとして、研究倫理に関する学習用教材も充実してきました。これは二〇年前の状況を考えれば驚くべき変化です。なにしろそのころには国内での共通ルールもなく、倫理審査委員会に申請することも患者から同意を得ることも当たり前ではなかったからです。

しかしその一方で、ここ五、六年で法令や指針の整備が急速に進んだこともあって、人びとのなかで杓子定規な考え方が広がっているような気がします。研究成果を公表する際には中身にかかわらず倫理審査委員会の承認を得たり、ありとあらゆる研究で患者から書面で同意を取ったりするのもその一つです。もちろん倫理審査や同意は大事な手続きですが、何のためにそれが必要なのか、ということが忘れられ、単に自己防衛のための形式的な「法令順守」(とりあえず念のためにやっておこう)に陥っているのではないでしょうか。

そんななかで、私はこの本を法令や指針の細かな規定をいったん離れ、そもそも何のために研究倫理のルールがあるのかを学ぶことを目的として書きました。特に医療現場で行われる研究を念頭においているので、捏造や改ざんのように科学一般に関する話題ではなく、患者を巻き込んで行う臨床研究に特有の問題を取り上げています。

ところで、法令や指針の解釈ではなく、基本的な考え方を取り上げたのには理由があります。一つには法令や指針はどんどん変化するので、そのつどアップデートが必要で、あまり長持ちしない知識だから、という事情があります。しかしそれ以上に、実は目の前の問題解決にとっても、長い目で見れば基本的な考え方を知るほうが「役に立つ」と私自身が考えているからです。実際、医療現場で実施されている研究計画は多種多様で、目の前の法令や指針を機械的に当てはめても、どうしたらよいのかがわからないことがあります。そうしたときに、基本的な考え方を知っていれば、法令や指針をどう解釈すべきかが定まってくるのです（ゴールが明確になれば手段が定まるように）。さらには、学んだ考え方を発展させて、そこに明示的に書かれていないことについても、新たなルールを自ら提案できるようになるかもしれません。

そういうわけで、この本では研究倫理の基本的な考え方を知るうえで必須の四つのトピック「研究と診療の区別」「インフォームド・コンセント」「リスク・ベネフィット評価」「研究対象者の公正な選択」のみを扱うことにしました。それぞれについて二話一セットで説明しているので、全体で八話構成になっています。もちろん、この他にも大事な議論はありますが、まずは必要最低限ということで話題を絞りました。

とはいえ、それは必ずしも誰でも知っているような基礎的な内容だけを扱っているというわけではありません。今回選んだ四つのトピックについては、ごく基本的なところから解説を始めていますが、読み進めるうちに読者が最新の議論にたどり着くよう工夫しています（なかには必ずしも時代的に「新しい」話題ではないものもありますが、少なくとも私が大事だと考える論点は含めています）。というのも、実際ごく基本的な部分を除けば、研究倫理の考え方は常に論争的であって、唯一の「正解」があるようなものではないからです。そのため、本の構成も生命倫理学者、研究者（医師）、倫理審査委員会事務局担当者（看護師）という立場の異なる三人の対話という形式をとりました。これは単に読みやすさを考えてのことではなく、研究倫理の議論は何か専門家が一方的に教授するようなものではなく、異なる立場の人々が対話するなかで生み出されるべきだ、と私自身が考えているからです。

もう一つ大事にしたのは、身近で具体的な疑問を出発点にして対話を進めていくことです。海外のアカデミックな研究倫理の議論のなかには、なかなか日本の医療現場と結びつけて考えにくいものが含まれています。いくら議論としては面白くても、今回はそういった臨場感のない話題は扱っていません。むしろ、「症例報告に倫理審査は必要なのか」とか「患者への謝礼はいくらなら許されるのか」といった素朴な疑問を真面目に取り上げて、考え方の道筋を説明しています。その他にも、幾つかの話では実際に日本で実施された研究計画をモデルとして、事例検討ふうに議論を進めました。研究倫理の議論は現実と切り結んでこそ真価が問われるものだからです。

いずれにしても、この本では対話形式で研究倫理の基本的な考え方を学ぶことで、最終的には「研究倫理って（意外と）面白いな」と思ってもらえることを期待しています。実際、現実の書類とか法令とかの話を脇におけば、研究倫理の議論には独特の面白さがあります。それを私なりに言えば，「研究活動を社会的にデザインすることの創造性」ということになるでしょうか。

少し考えてみてほしいのですが，一般的な医療行為に関する倫理的な問題（例えば目の前の患者の治療を中止すべきかどうか，といった問題）を考えるときには，現実には理屈だけではものごとは進みません。というのも，関わる人びとの感情やそれまでの経過に加え，そもそも「誰が」それをするのか，といったことを無視できないからです。そのため，臨床での長い経験とか患者からの厚い信頼といった属人的な部分が考慮されるでしょう（理屈のうえでそれが正当化されるかはともかくとして）。その一方で，臨床研究の「社会的なデザイン」ということになると，こうした部分はあまり大きな比重を占めません。むしろ，複雑なパズルを一つずつ丁寧に解いていくような知的な営みが必要となるからです。それゆえに，目の前の患者に対して誠実に向き合っているベテランの臨床医が，非倫理的な研究計画を立てることもあれば，人間的にどうかと思う若手の医師が倫理的に素晴らしい研究計画を立案することもあるのです。結局のところ，研究計画という人工物は，特定の人や行為から切り離されても存在しえるからです。

とはいえ，現実にはたった一人の研究者が適切にデザインされた研究計画を立てることは極めて困難です。現実社会のなかで患者を巻き込んだ研究計画を「八方よし」で進めるためには、考慮すべき要素が多岐にわたるからです。だからこそ、いろいろな立場にいる人たちがどうしたら「善い」研究になるだろうか、と一緒に頭をひねるプロセスが大切になってきます（しばしば、臨床研究は「事業」である、という言い方がされますが、そこにはこういう発想が前提となっているように思います）。このプロセスのなかで行われる創造的で知的な対話にこそ、研究倫理の面白みはあるのです。

この本を読んで実際にそう思っていただけるかどうかはわかりませんが、手続きとしての研究倫理に辟易している人びとにとって、また新しい目で日々の活動を見直す機会になればこれ以上嬉しいことはありません。それではさっそく始めていきましょう。

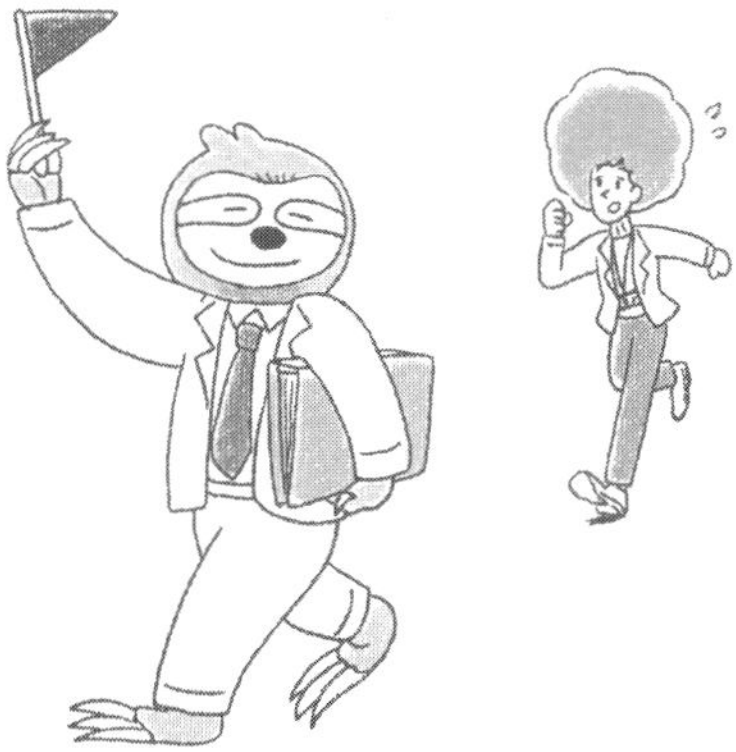

［目次］

はしがき——iii

第一話 どこから倫理審査が必要なのか
研究と診療の区別［その1］——1

第二話 「実験的」な医療
研究と診療の区別［その2］——35

研究と診療の区別　さらに学びたい人のために——72

第三話 誰のための説明文書？
インフォームド・コンセント［その1］——75

第四話 「治療との誤解」を考える
インフォームド・コンセント［その2］——107

インフォームド・コンセント　さらに学びたい人のために——139

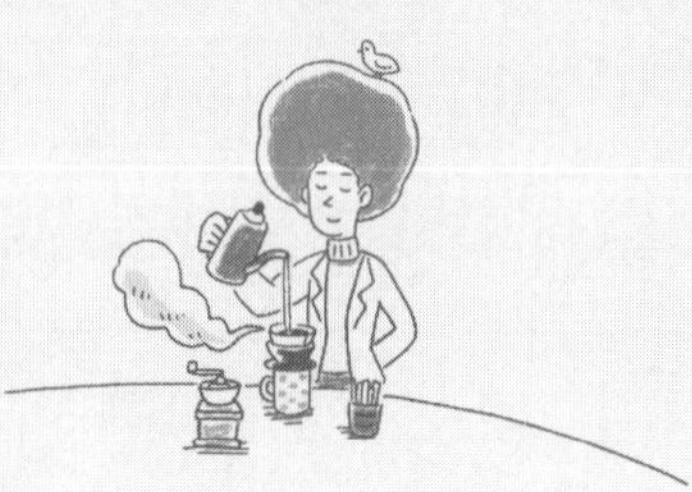

第五話　利益と不利益を数え上げる
リスク・ベネフィット評価［その1］——143

第六話　研究の意義は常に必要なのか
リスク・ベネフィット評価［その2］——173

リスク・ベネフィット評価　さらに学びたい人のために——203

第七話　研究における「弱者」とは
研究対象者の公正な選択［その1］——207

第八話　「囚われの集団」の問題
研究対象者の公正な選択［その2］——245

研究対象者の公正な選択　さらに学びたい人のために——278

あとがき——282

索引——291

ブックデザイン　遠藤陽一（デザインワークショップジン）
イラスト　ふるやまなつみ

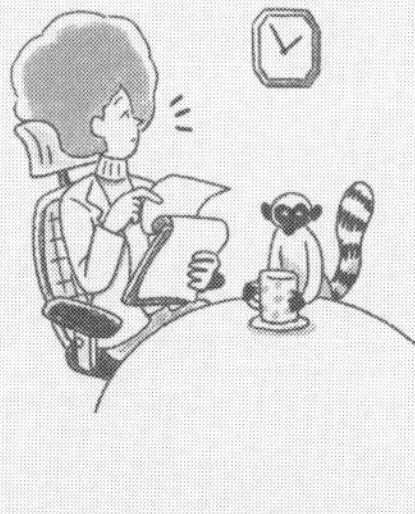

本書は、八つのお話からなります。主たる登場人物は、湾岸大学医学部で生命倫理学を教えている土田茂人准教授、大学病院の倫理審査委員会で事務局を担当している看護師の水野優子さん、留学から帰ってきたばかりの内科医の火浦修二講師です。

土田茂人
湾岸大学医学部准教授
生命倫理学者

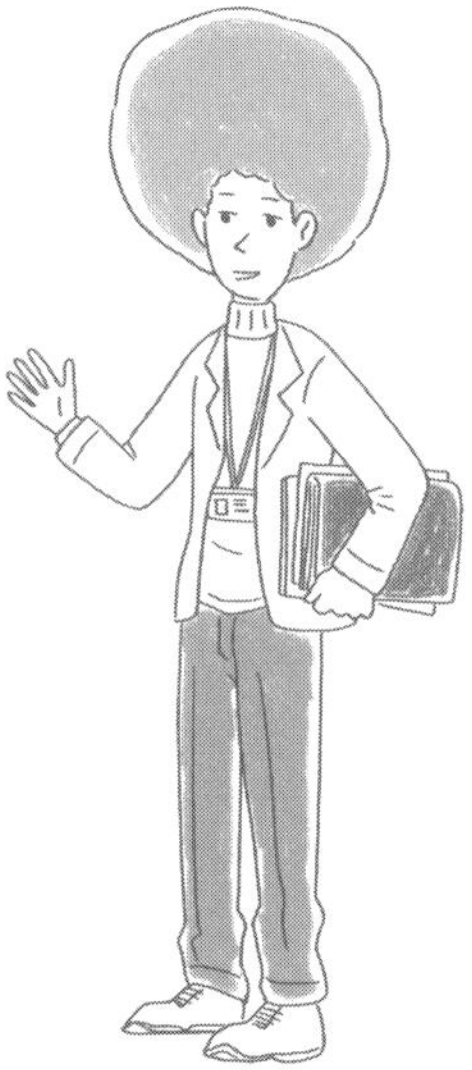

水野優子
湾岸大学病院倫理審査委員会事務局
看護師

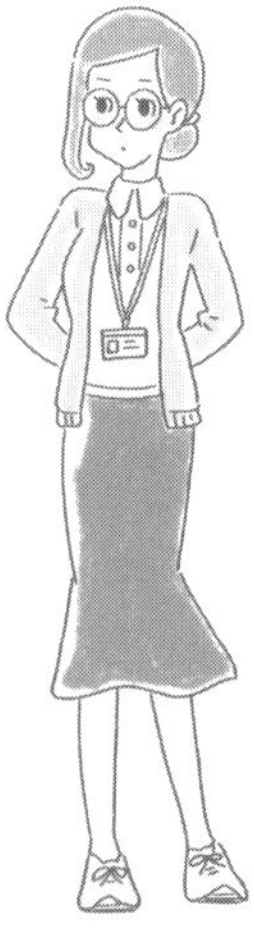

火浦修二

湾岸大学医学部講師
内科医

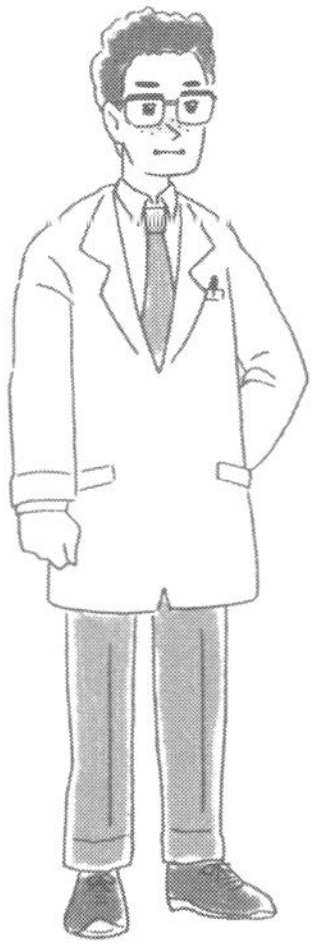

〔その他の登場人物〕

石井：湾岸大学医学部教授、倫理審査委員会委員長、病理医
後藤：湾岸大学病院薬剤部長
宮野：湾岸大学医学部教授、湾岸大学病院内科科長、火浦の上司
竹山：湾岸大学病院倫理審査委員会外部委員、ジャーナリスト
森川：湾岸大学病院倫理審査委員会外部委員、患者会メンバー
海野：湾岸大学水の森病院倫理審査委員会事務局、薬剤師
風見：湾岸大学水の森病院講師、外科医

第一話

どこから倫理審査が必要なのか

研究と診療の区別［その1］

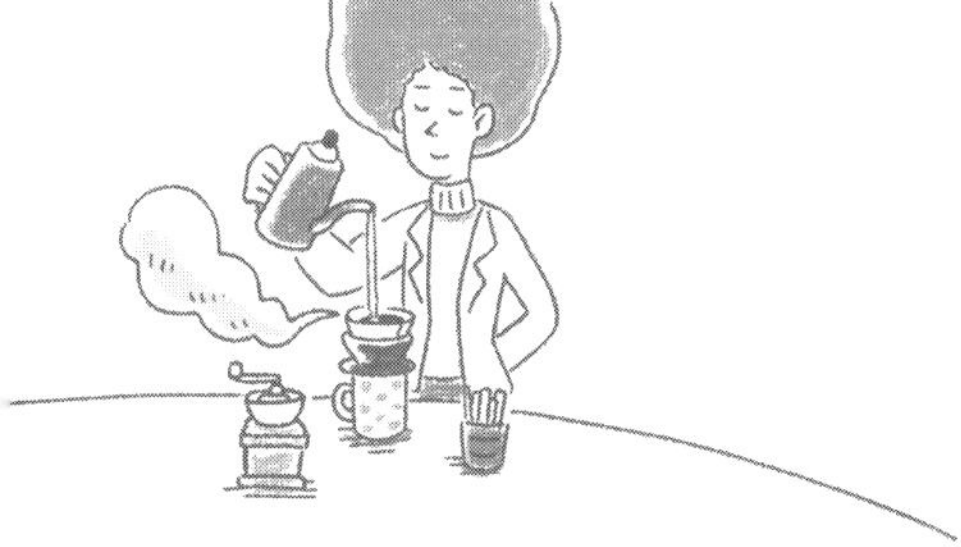

いつものように大学に出勤し、コーヒーを落としながらパソコンを開くと、倫理審査委員会事務局の水野から長文のメールがきていた。どうやら四月に留学先から戻ってきたばかりの内科の火浦と倫理審査の必要性についてもめているようだ。やれやれ、またこの問題か、と土田は思いつつ、他のメールにざっと目を通していると、当の火浦からも同じ件で相談がきていることに気がついた。

土田は五年前にこの大学で生命倫理学を担当する教員として赴任してきた。医療社会学、医療人類学、医療倫理学など、医療に関する人文・社会科学的な研究を幅広く手掛けている。なかでも医学研究の倫理と規制の研究が専門で、各国の制度比較研究に取り組みつつ、実際に様々な病院の倫理審査委員会にも関わってきた。それまでは文系の学部に所属していたので、医学部という未知の場所で働くことに不安もあったが、声をかけてくれた先生の熱意に押され、一度現場に身を置くのも良いかと思い移ってきたのである。

当初はそれまでの大学業務の延長で仕事をするのだろうとぼんやり考えていたものの、いざ異動してみるとすぐに病院併任となり、その仕事にすっかり巻き込まれてしまった。その一つに今回のような倫理審査委員会絡みの相談があり、平均して週に二件程度は対応しているだろうか。ただ五年もやっていると同じような問題に何度も遭遇するようになり、大体のパターンは見えつつある。もっとも、事務局の水野はまだこの仕事を始めて一年なので、まだまだわからないことが多いらしい。とはいえ、彼女の場合、以前の病院では臨床研究コーディネーター（Clinical Research Coordinator, ＣＲＣ）として働いていたので、研究のことをわかっているのが心強い。以前は事務局が全員事務職員という環境で回していたので、こうはいかなかった。水野の雇用を決めてくれた病院長に感謝しなくては。

それはともかく、今回の相談は最もよくあるタイプの一つだ。要するに研究者は自分の研究には倫理審査が不要だと判断し、倫理審査委員会は必要だと考えているという場合に起きるトラブルである。水野のメールによれば、火浦は論文を投稿したところ、雑誌の編集委員会から倫理審査のことを指摘され、委員会事務局に相談にきたようだ。それに対して水野は「すでに開始された研究の審査はできません」と対応し、火浦はそもそも自分の研究は倫理審査不要なのだから、審査が要らないという証明をしてほしい、と主張しているというのが大まかな経過だ。水野からのメールには、「倫理審査もせずに研究を進めていたので、国の指針にも違反しているのではないでしょうか」と書いてある。

水野さん、真面目だから思い詰めなきゃいいんだけれど、と土田は思いつつ、二人一緒に話をしてみることにした。ＰＨＳに電話したところ、午後最初の時間は二人とも空いているらしい。

倫理審査委員会の主張

土田があわただしくランチを終えて自分の部屋に戻ってみると、もう二人は部屋の前にきていた。ちょっとした緊張感が漂うなか、土田は二人に椅子をすすめた。まずは水野さんから聞いてみるか。

「水野さん、火浦先生と週末にいろいろとやりとりがあったみたいだけど、まずは経緯を簡単に教えてくれませんか」

「土田先生、お時間を取っていただきありがとうございます。そもそも今回の件は、二週間前に火浦先生から事務局に相談があったことから始まりました。最初、火浦先生からいただいた質問は、『症例報告に倫理審査は必要ですか』というものです。先日私たちが土田先生に相談させていただいた際に、『症例報告に倫理審査は要らない』と教えていただいたものですから、私は、火浦先生にそのことをお伝えしたんです」

確か三か月前だったたか。土田は水野との会話を思い出した。今のところ国の定めたガイドラインでは症例報告は指針の対象外となっているから、倫理審査は必須ではない、と伝えた件だ。

「そうしたところ、火浦先生からは論文投稿先から求められているので、倫理審査が要らないという証明書を出してくれないか、とお返事をいただきました。留学先だといつも倫理審査委員会から『エグゼンプション・レター（exemption letter）』と呼ばれる倫理審査免除の証明書をもらっていたから、という事情のようです。そこで委員長の石井先生に相談したところ、『証明書を出すなら一度草稿を確認したほうが良いのではないか』と言われたので、火浦先生にお願いしたのです。しかしその後、火浦先生の論文は『症例報告』ではないことが発覚しました」

「発覚」とは穏やかじゃないなあ、と土田は思いつつも、水野に先を続けるように促した。

火浦は釈然としない表情で聞いている。

「石井先生によれば、火浦先生の論文には六例もの患者データが含まれているのだから『症例報告』には該当しない、とのことでした。

また、薬剤部の後藤先生にお願いして内容を確認したところ、今回の火浦先生のご研究で使われている医薬品は適応外使用にあたり、本来は院内の適応外使用委員会の審査対象になるそうです。

もしこれが事実だとすれば、そもそも火浦先生の研究は開始前に倫理審査が必要な研究だったことになります。ですから、委員会としては倫理審査不要の証明書は出せませんし、そもそも倫理指針違反にあたるのではないか、と事務局では心配しています」

ますます穏やかではなくなってきた。

水野は適応外使用の件も相まって、どうやら火浦に対して相当腹を立てているようだ。

水野はさらに続ける。

「私はこの仕事につく際に、くれぐれもすでに開始された研究の審査を引き受けないように、と前任者から申し送りを受けました。倫理審査は必ず研究実施前に受けるべきであり、事後の申請は受け付けない、というのが当院の委員会方針だということは石井先生にも確認済みです。

ですので、今回の火浦先生のご依頼については事務局としては対応できません」

土田は、自分が赴任した当時の倫理審査委員会での議論を思い出した。当時外科の教授が事後的な審査を認めるべきだ、という強硬な意見を提示したのに対して、喧々諤々の議論の末に、一切の事後審査は止めよう、という方針にようやく落ち着いたのである（実はそのときまで、この大学では論文投稿時点での事後的な審査を例外的には認めてきたのだった）。

土田はそのとき、事後的な審査は認めるべきではない、と強く主張した一人であった。水野はそのときのことを言っているのだ。

「水野さん、説明ありがとうございます。経緯がよくわかりました。症例報告の数のこと、適応外使用のことが気になってますね。

確かに水野さんがおっしゃる通り、当院の倫理審査委員会では、すでに実施された研究を遡って承認することはできません。ただ火浦先生は遡って承認してほしいと言われているわけではないと思うので、一度先生の事情を聞いてみましょうか」

土田は水野の話をいったん区切り、今度は火浦に話してもらうことにした。

研究者の主張

「土田先生、今日はお時間を取っていただき、ありがとうございます。四月に留学から戻ってきた火浦と申します。診療科長の宮野から倫理審査周りでトラブルになったら先生に相談するように、と伝えられていたので、今回メールを差し上げました。先生におっしゃっていただいた通り、僕としては遡って自分の研究を承認してほしい、とは思っておりません」

土田は火浦が思ったよりも冷静なことに安心した。

「まず初めにお伝えしておきたいのは、適応外使用の件です。今回症例報告で取り上げた痛み止めの薬については、確かに普段よりも多い量を使用しています。

これについては、院内のしかるべき手続きを踏んでいなかったことはその通りです。僕が留学する以前、当院では適応外使用は診療科の裁量に任されていたので、新しい制度にキャッチアップできていませんでした。

ただ、先生にご理解いただきたいのは、今回使用している量は留学先では普通に使われているものであって、患者さんに何ら害を与えるものではない、ということです。

国内の先端的な施設でも、同じような使い方をしている先生はいらっしゃいますし、僕もすべての患者さんにこの用量で投与しているわけではありません。あくまでも、通常の用量で痛みを取り切れない患者さんにだけ多く使ったというのが実際です。

ただ、国内では使用経験はまだ少ないので、これを症例報告としてまとめて報告し、他の施設での参考にしてもらえれば、と思って今回の論文を書いたのです」

うん、説明は筋が通っている。水野さんもこれで納得すればいいんだけど、と思いながら土田は聞いていた。火浦は続ける。

「そのうえで先生にお伺いしたいのですが、日本では『症例報告』とは何例までのことを指すのでしょうか？

僕の留学先の病院では、院内方針で『三例まで』と決まっていました。日本に帰ってから同僚に聞いてみたのですが、当院では明確なルールはないようです。所属する学会のルールを調べたところ、『九例までは症例報告として実施可である』と示されていました。

それで今回、六例の症例報告に関して、倫理審査委員会事務局に倫理審査不要の証明書を出していただこうと考えたわけです。これは間違っているのでしょうか？」

なるほど、これは確かに一つ筋が通った考え方だ、と土田は思った。水野のほうを振り返ると、先ほどまでの興奮は少し落ち着いたようだが、まだ納得できないようだ。土田は水野に今の説明を聞いてどう思うかを尋ねてみた。

「火浦先生のご説明は理解しましたけれど、やはり納得できない部分があります。私も石井先生も『症例報告』といえば、特定の患者さんの経過を丁寧に記述したものであって、せいぜい二、三例までが上限だと考えていました。

それに、火浦先生は適応外使用の件はあくまでも患者を選んで害がないようにしている、とおっしゃいましたが、普段認められていないような薬の使い方をすることには、やはり研究的な側面があるように思います。

患者さんを守る、という観点からは倫理審査は必要ではないか、と私は思うのですが……」

確かに、これもこれで筋が通っている考え方だ。しばらく間をおいて、水野が続けた。

「これまで一年間、いろいろなケースで土田先生に倫理審査の要不要について判断をお願いしてきたのですが、先ほどの火浦先生の説明を聞いていると、私自身、いったい何がその判断の根本にあるのかがよくわからなくなってきました。

今後のこともあるので、ここで一度まとめてお話を聞けないでしょうか」

どうやら水野は、今回の件をきっかけに少し自分の頭を整理したくなっているようだ。

それなら、この際だから基本的なところから説明しておいたほうが良いかもしれない、と

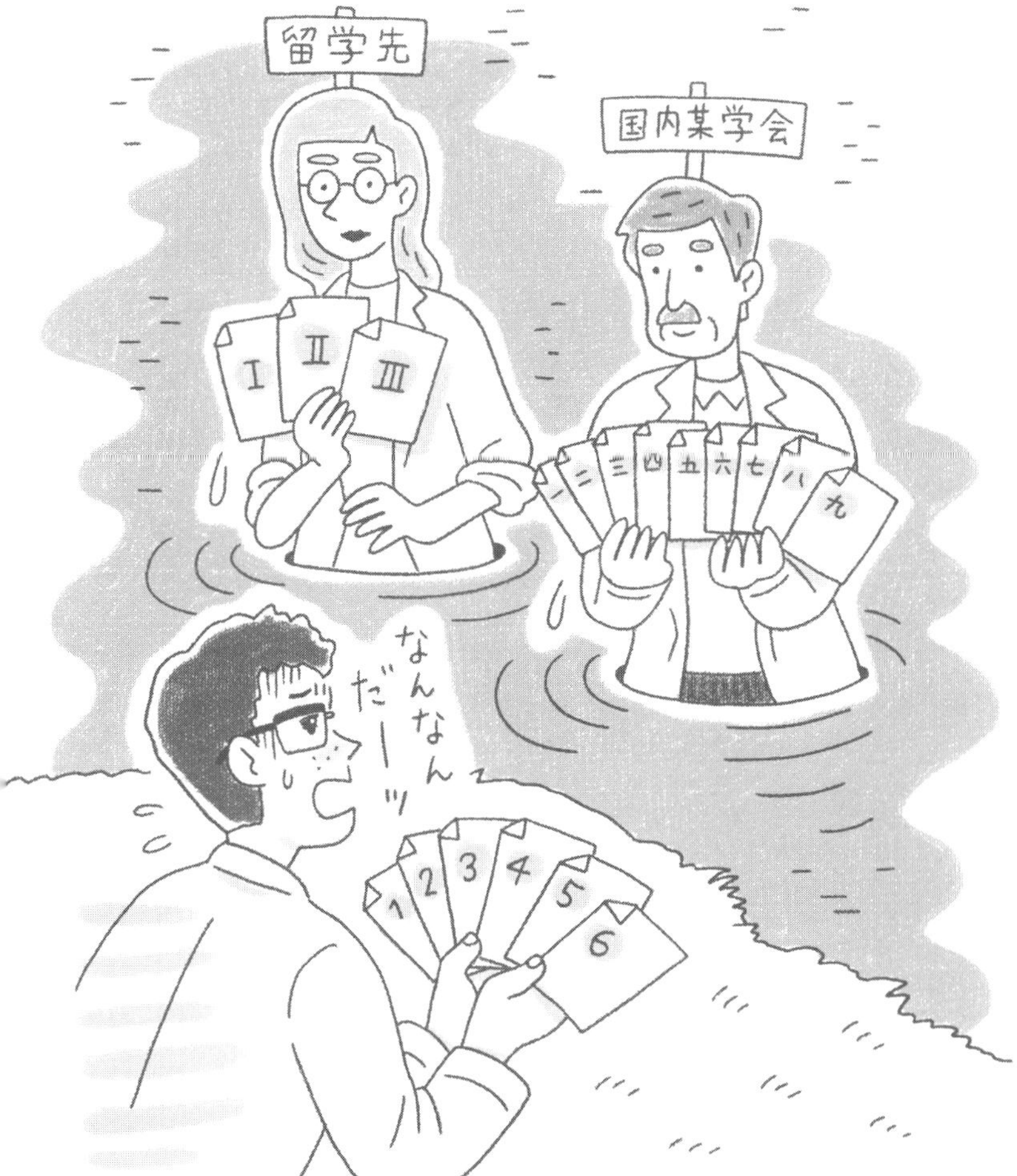
留学先
国内某学会
I
II
III
一
二
三
四
五
六
七
八
九
なんなんだーーッ
1
2
3
4
5
6

土田は思った。

「わかりました。今回の件はともかく、倫理審査の要不要についての基本的な考え方を聞きたいということですね。

火浦先生、どうしましょう。お忙しいとは思いますが、今回多少入り組んだ話になっていますので、この際まとめてお話してみても良いでしょうか」

土田が火浦のほうを振り返ると、火浦も黙ってうなずいた。

「では、少々遠回りになりますが、倫理審査の要不要を判断する際の基本になっている考え方を説明してみたいと思います」

「リサーチ」と「プラクティス」

「今回私がお話するのは、研究倫理の領域では最も基礎的な内容だと考えられている『研究と診療の区別』に関わるテーマです。つまり、ある医療行為が『研究』とみなされるのか『診療の一環』とみなされるのかで、倫理審査の要不要が変わってくる、というのがその基本になります。

もちろん、実際の倫理審査の要不要にはこれ以外の要素も関わってきます。例えば、国ごとの規制上の事情のようなものですね。ただし、一番基本的な考え方は、『研究』であれば必要、『診療の一環』であれば不要、というものです。これは日本に限らず、おそらく世界中どこでも似たような判断をしています」

「土田先生、一つ質問があるのですが」と火浦が尋ねた。「ここでいう『診療』とは保険で認められている医療行為だけのことを指すのでしょうか。それとも自費診療のようなものも含むのでしょうか」

「そうですね。英語にしてみたほうがわかりやすいかもしれません。いま『診療』と便宜的に呼んでいるのは、もともと英語圏では『プラクティス(practice)』と呼ばれているものです。つまり、英語だと『リサーチ』と『プラクティス』の区別になるんですね。一番ニュートラルに訳すと『実践』でしょうか。つまり研究活動とは違って、何らかの知識を実地に応用する、という活動のこと全般を指しているわけです。

ですから、健康保険で認められているかどうか、ということと、『プラクティス』に該当するかどうか、は一対一では対応はしていません。ただ、『プラクティス』と呼ぶ場合には、火浦先生がおっしゃるように、一般的に行われている、というニュアンスは入っているのは事実ですね。これは大事な点なので後でもう少し丁寧にやりましょう。

あと、今日は話をわかりやすくするために『診療』と言っていますが、例えば看護師の行う看護ケアや薬剤師の行う服薬指導ももちろん『プラクティス』に含まれます。水野さんもここは大丈夫ですか？」

土田は水野のほうを向いて確認した。

「はい。『プラクティス』と言われたほうが理解しやすいです。ただ、もう一つちょっと気になることがあるんですが、お尋ねしても良いでしょうか」

「もちろん、どうぞ」

水野は続けた。

「ここでいう『プラクティス』は患者さん相手のものだけなのでしょうか。例えば医療のなかには、集団を相手にする『プラクティス』もありますよね。病院のなかでも感染対策とか医療安全などの活動は必ずしも患者さんを直接対象にしていませんけれども、広い意味では病院の医療の質を確保するための『実践』だと思います。

あと、病院の外に行けば、保健事業として地域住民を対象に行われている医療者の活動もありますよね。この辺りはどうなるんでしょうか？」

「なるほど。良い質問ですね。答える前に一度確認しておきたいのですが、水野さんはなぜその辺りが気になってるんですか？」

水野はおずおずと切り出した。

「実は最近、その辺りの部署からの倫理審査委員会への申請に関する相談が時々あって、事務局でも何度か議論になったんです。保健学科の先生からは住民に保健指導をして前後でアンケート調査をするのは倫理審査が必要なのか、とか、救急の先生からはＩＣＵに新しいチェックリストを導入してその効果を評価した結果を学会報告する際に倫理審査が必要なのか、とか……」

「なるほど。面白いですね。実は海外でも病院内での質改善活動や地域での保健事業の実施が『研究』とどう違うのか、という点は議論されています。もちろん『プラクティス』には患者個人以外を対象としたものも含まれるんですが、ちょっと話がややこしくなるので、今日はまず患者個人を対象とする診療やケア活動を念頭において話をさせてください」

「わかりました」と水野は答えた。

研究と診療の扱いの違い

「さて、まずお二人に確認したいのは、現実の世界では善かれ悪しかれ研究と診療は明確に区別され、違う扱いを受けている、という点です。

特に大きな違いは、その行為の妥当性をチェックする仕組みが事前か事後か、という点です。先ほど水野さんが『倫理審査委員会は研究実施後に遡っての審査はしない』と言った点はこれですね。つまり、倫理審査委員会の承認は研究開始の許可に関わるものだから、すでに終わってしまった研究を審査することには意味がない、ということです。

これに対して診療の場合には、例外的な場合を除き、そうした事前審査の仕組みは存在しません。基本的には医療者と患者・家族が話し合って、本人にとって善かれ、と思うことをする、という形になっているはずです」

「では、僕ら医師の診療は本来全く自由だと考えて良いんでしょうか」と火浦が怪訝そうに質問した。

土田が答えた。「いいえ。何かあった場合には、事後的にはいろいろなチェックが入るようにはなっています。

病院や学会から批判を受ける場合もあるでしょうし、裁判になって賠償責任を負う場合もあるでしょう。また、そもそも医師免許などの国家資格がなければ医療行為はできませんし、病院も法令が定める一定の基準を満たしている必要があります。そういう意味では全くの自由というわけではありません。

ただ、『研究』のようにどんな医療行為をやるのか詳細に定めた計画書を第三者にチェックされる、といったことはありません。診療の一環であれば、かなり広い範囲で医師の裁量権が認められていますが、研究ではそうはいかないですね」

「それならわかります。研究の場合、倫理審査委員会でこと細かにどんな検査をいつ何回するのか、とか確認されますし……。

あと倫理審査だけではなく、インフォームド・コンセントについても研究と診療では考え方が違うように思うんですが」

「その通りです。もちろん診療の際にも一定のリスクのある医療処置に関しては書面で同意をいただきますし、使用する説明文書・同意文書についても院内で一定のチェックを受けていることが多いと思います。

ただ、研究の場合さらに違う要素が入ってきますよね」

「はい。法令や指針によって全国一律で説明項目が定められていますし、往々にしてものすごく細かなことまで説明することを要求されるように感じています。最近僕らのやった治験だと、説明文書が五〇頁というものもありました。診療で使う説明文書にはこんな長いものはないです。

そもそも倫理審査委員会の委員には研究や医療のことをよく理解していない方もおられるようで、僕らは説明文書の修正要求にはいつも困っています……」

どうやら火浦は、診療科で倫理審査委員会の指摘に対応して研究計画書や説明文書を修正する係を担当させられているようだ。これにはすかさず水野が反応した。

「でもそれは先生方の書く説明文書があまりにもわかりにくいからですよ。この間だって火浦先生の診療科から出てきた申請、そもそも研究計画書と説明文書で書いてあることが全然違っていて、倫理審査委員会が紛糾したのをお忘れですか！」

火浦が反論しようとするのを土田は遮った。

「まあまあ、説明文書の件はまた今度議論することにして今日の話に戻りましょうか。

火浦先生が言う通り、インフォームド・コンセントについても研究と診療では違う扱いがされている部分がありそうですね。実際、この両者は歴史も異なっていて、『診療』のインフォームド・コンセントが二〇世紀初頭からの医療過誤訴訟のなかで形成されてきたのに対し、『研究』のインフォームド・コンセントは主に戦後になって国際的なガイドライン形成のなかで作られてきたので、歴史的経緯も違うんです。この辺りについてはまた今度まとめてお話しますね。

いずれにしても、少なくとも今の日本では基本的には研究と診療は違うものとして扱われており、それぞれに違うルールがある、ということはいえそうですね。それはお二人とも良いですか」

二人が頷いたのを確認して土田は話を前に進めることにした。

研究の「危険性」とは

「では水野さんに聞きたいのですが、なぜこの二つは分けられているのでしょう。さらに言えば、どうして『研究』のほうがいろいろと厳しい規制があるのでしょうか？」と土田が尋ねた。

「それは『研究』のほうが危険だから、患者さんを守る必要があるからだと思います。倫理審査委員会の役割もそこにあるはずです」と水野は答えた。

「なるほど。確かに危険な場合もありますよね。特に国が認めていない治療法を使う場合など、日常診療よりも危険な場合があるのは事実です。ではすべての研究が日常診療よりも危険だといえるでしょうか？　火浦先生、どうでしょう」今度は火浦のほうを向いて尋ねた。

「そうですね。言われてみればそれに当てはまらない場合も多いように思います。先ほど水野さんが言われたように、確かに未確立という意味では、日常診療よりも危険なことを行う場合もあります。ただ当科で実施している研究を思い返すと、そうした研究はごく一部で、大多数の研究は日常診療より危険とはいえないですね」

「なぜ危険ではないのでしょう？」

しばらく考えてから火浦が答えた。

「一つには、僕らがしている研究では、医師が現在いずれも良い治療法だと考えられているもの同士を比較するという場合が多いからです。

例えば、三剤併用の抗がん剤治療から一剤を抜いた治療法があり、いずれも日常診療で広く使われているものですが、本当にどちらが優れているのかを検証する、といったタイプの研究です。この場合、僕らは普段は患者さんを見ながらいずれかを選択しているわけですが、しっかりした根拠に基づいているわけではないんです。

ただ、もしより少ない抗がん剤で同じ治療効果が得られるのであれば、副作用の点からはそうしたいと考えています。こうした場合、この両者を比べて、治療効果や副作用に違いがないかを確認する。こうした研究がその一つでしょうか」

「そうですね。研究というと『海のものとも山のものともしれない』治療法を試す、といったイメージをもつ人もいますが、いわば『ベターのなかからベストを決める』という研究も実際には多くありますね。どうでしょう、水野さん？」

土田は改めて水野に対して質問を投げかけた。

「確かに火浦先生の言う通り、標準治療同士を比較する研究では、治療法自体が日常診療より危険だとはいえない、ということはわかります。

ただ、そういった研究でもデータを取るためにＣＴの撮像や採血などを追加して行う場合がありますよね。医療被ばくや採血量が増えるという意味ではやはり日常診療よりは危険なのではないでしょうか」

水野はやはりまだ納得がいっていないようだ。

「確かに大事な点ですね。倫理審査委員会でも研究目的でどの程度検査の負担が追加されているのかはよく議論になります。

ただ、一つ確認したいのは、そもそも侵襲的な検査が追加されない研究もありますし、仮に追加されるとしても、検査そのものは日常診療より危険なわけではないですよね」

「どういうことでしょう?」水野が不思議そうに尋ねた。

「つまり、研究用採血の場合には特殊な注射針で刺すとか、研究用の撮像の場合には特殊なＣＴ装置で撮像するとか、そういったことは普通ないわけです」

「それはそうですけど……」

「だとすれば、少なくとも『針を刺す』とか『画像を撮る』という行為自体は研究でも診療でも変わらないですよね。そうなってくると、一概に研究のほうが危ない、とはいえなそうです」

「そうですね。それにむしろ研究のほうが安全な場合もあると思います」と火浦が答えた。

「そうですか。例えばどんな場合でしょう?」と土田が尋ねた。

「この間、僕らの診療科で新薬の治験をしたんですが、その際、患者さんは普段よりも安心して医療を受けられた、と言っていました。

おそらく水野さんのような臨床研究コーディネーターが付いて、僕らの説明のフォローをしっかりしてくれたり、検査がより綿密に行えたりしたことと関係していると思います。普段忙しい日常臨床のなかでは、もっと丁寧にやりたいと思っていてもできないことも多いので」

「確かに、適切に管理された研究では、その分お金や人手がかかっていることもあって、患者にとってはより手厚いケアと受け取られることもありますね。そういった意味でも研究だから危ないとは一概にはいえなそうです。水野さん、今の話はどうでしょう?」

「そうですね、思い起こせば、私が以前CRCとして働いていたときも、普段の診療よりも患者さんの意思決定支援にしっかり関われることが魅力の一つでした。健康被害に対する補償なども充実している場合が多いですし、一概に研究のほうが危ないともいえないような気がします。

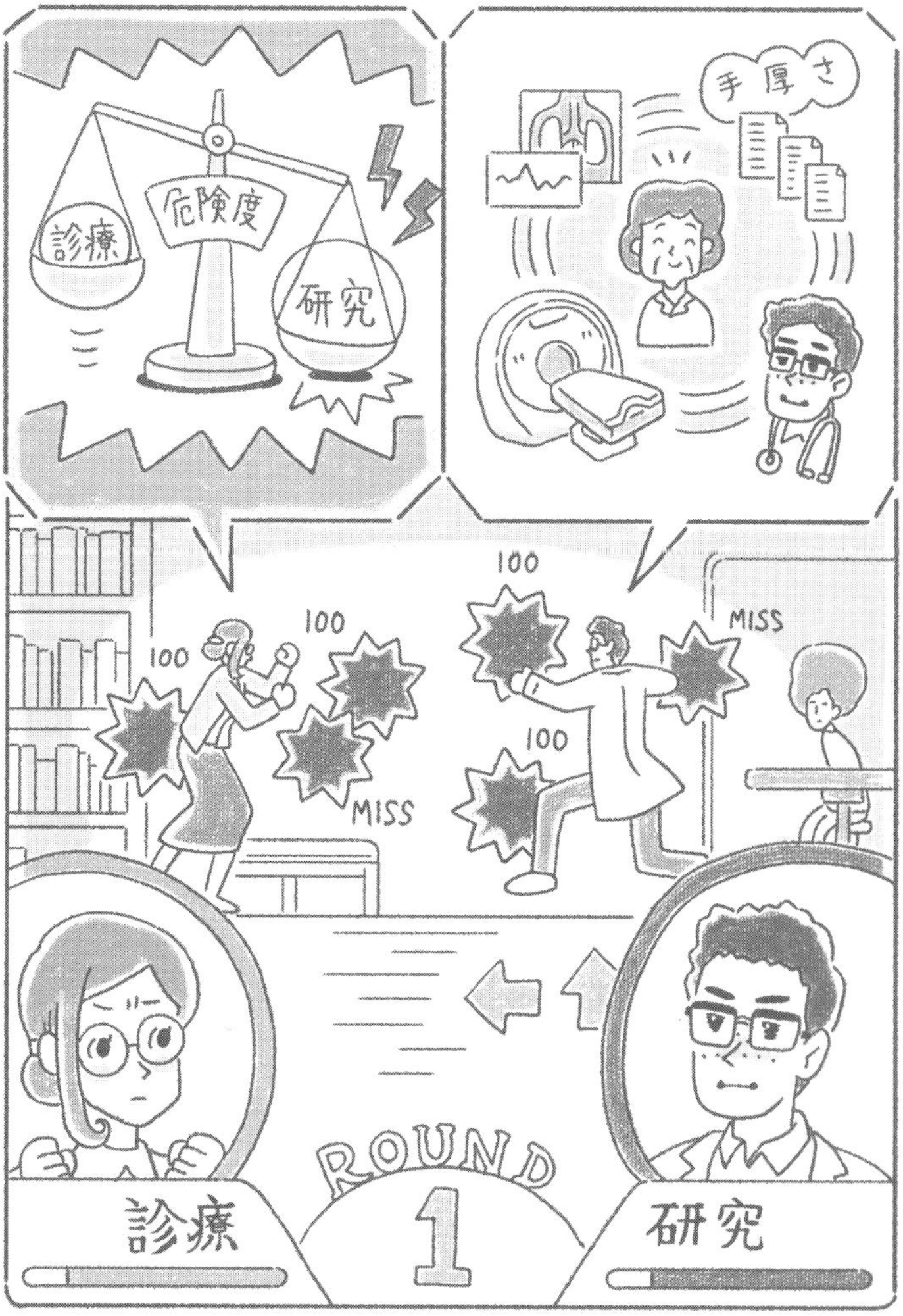

診療
危険度
研究
手厚さ
100
100
MISS
100
MISS
100
ROUND
1
診療
研究

ただ、ではどうして研究のほうが厳格に管理されているのでしょうか？　私たちが倫理審査委員会で厳格に審査していることは無駄なことのような気もしてきたのですが……」

土田は慌てて付け加えた。

「いやいや、そんなことはないですよ。今日お二人に伝えたかったのは、世界中で研究と診療が違って扱われている理由は、単に危険性の問題だけではない、ということなんです。むしろ注目してほしいのは、研究と診療ではモデルになる人間関係が違うという点です」

「人間関係、ですか……」と火浦が不思議そうに聞き返した。

医療者―患者関係と研究者―研究対象者関係

「そうです。まずは日常診療における人間関係について見ていきましょう。ここでは話を単純化するために、とりあえずは医師と患者の関係で話を進めますね。

突然ですが、火浦先生、患者は普通何を求めて病院にやってきますか？」

「何を……。そりゃあ普通は自分の治療や診断のためにくると思いますが」

「そうですね。自覚症状がある場合もない場合もありますが、患者は自分の身体や精神に何らかのトラブルを抱えて病院を訪れるわけです。例えば，咳が止まらないとか，頭が痛いとか，お腹に違和感があるとか。

それで医師の役割は，こうしたトラブルを患者に『代わって』解決することにあるわけです」

「それはその通りです」と火浦が答えた。

土田は満足そうに大きく頷いて話を続けた。

「本来，自分でトラブルを解決できればそれに越したことはありません。しかし患者は医療については素人なので，自分だけでは解決が難しい。

そこで専門家である医師の経験や知識を信頼して，自分の代わりに問題解決してもらうよう依頼するわけです。つまり，いわば医師は患者の代理人として振る舞うわけで，その目的はあくまでも患者自身の問題の解決ですよね。これは弁護士とクライアントなどの他の専門職でも同じで，こうした関係を『信託関係（fiduciary relationship）』と呼ぶ人もいます」

「僕らは普段『信じて託される』ために腕を磨いていますので，そう呼んでもらえるのであればありがたいです」

火浦と水野の反応を確認しながら，土田はひと呼吸おいて話をさらに続けた。

「ただ『研究』という文脈になると、この関係は変わります。火浦先生の診療科では多くの研究が行われていますが、その研究の目的を決めたのは誰でしょうか？」

「それは一義的には各々の研究計画書で研究責任者として名前が挙がっている先生方だとは思いますが、まあ実際には研究班の会議などで話し合って決められたのでしょうね。何を目指して研究するかについては普段から診療科でもしょっちゅう議論していますし」火浦は診療科での様子を思い出しながら答えているようだった。

「ありがとうございます。ここで大事なことは、普段の医療とは違って、研究の場合には目の前の患者が持ち込んだ『目的』を解決するためだけに医療行為が行われていない、という点です。

言い換えれば、特定の研究目的をもって病院にくる患者はいない、ということになるでしょうか。そうですよね、水野さん？」

突然話を振られて水野はびっくりしているようだったが、すぐに答えた。

「それはその通りです。もちろん、ある治験に参加したくて当院に紹介されてくる患者さんもいますけれど、その治験の目的はその患者さんが決めたわけではないですし、あらかじめ決められた目的に相乗りする、というか、そんな感じでしょうか」

土田は水野の答えに満足しているようだった。

「はい。少なくとも研究目的そのものを患者が決めることはなさそうです。じゃあ誰が研究目的をもっているのか、といえば、先ほど火浦先生がおっしゃったように、研究者ですよね。ある研究目的をもっている研究者イコール医師の目の前に、たまたまその目的に合致した患者が現れる、といったイメージでしょうか。

この場合、患者は目的そのものである、という先ほどの設定からは違う関係が見えてきます。いわば、ここでは、患者は目的を達成するための『手段』として扱われているといえるわけです」

「『手段』ですか。人を手段として扱ってはいけない、と昔倫理の講義で習った記憶があるのですが……」いぶかしそうに火浦は答えた。

「火浦先生、それ正確にいうと『単なる手段としてのみ』ですかね。カントの倫理理論をやったんですねえ……。

それはさておき、これは少々きわどい話だというのは事実です。実際、病院に来る患者は自分の病気を治してほしい、少しでも症状を和らげてほしい、という『目的』をもってくるわけで、そこに自分の『目的』とは異なる研究目的を目の前の医師がもっているなど夢にも思わないわけです。

また、医師のほうでも、目の前の患者を治したい、と思いながらも、その患者から良いデータを得たい、と思っているわけで、自分のなかで二重の役割を抱えています。いわば、通常の医師と患者の役割に、それぞれ研究者と研究対象者の役割が重なって行われているのが病院の研究だといえるかもしれません」

「そういえば、私がCRCとして働いていたときにも、患者さんのなかには、先生が自分のために特別な治療を用意してくれた、と考えられる方もいて、私たちはそうした誤解を解くのに苦労した記憶があります」

水野が昔のことを思い出しながら言った。

「はい。水野さんの話は研究倫理の世界では『治療との誤解』と呼ばれています。研究に参加した患者が研究目的や方法を理解せずに、自分のための医療だと思い込んでしまうという現象で、約六割に見られるといわれています」

「そんなにあるんですか。私はごく一部の患者さんだけかと思っていました」

「もっとも、これが本当に問題なのか、という議論もあるのですが、今日は先を急ぎましょう。先ほどお伝えしたように、研究には目の前の患者を『手段』として扱うという側面があります。これは最悪の場合、自分の身体を他人の利益のためによいように使われて

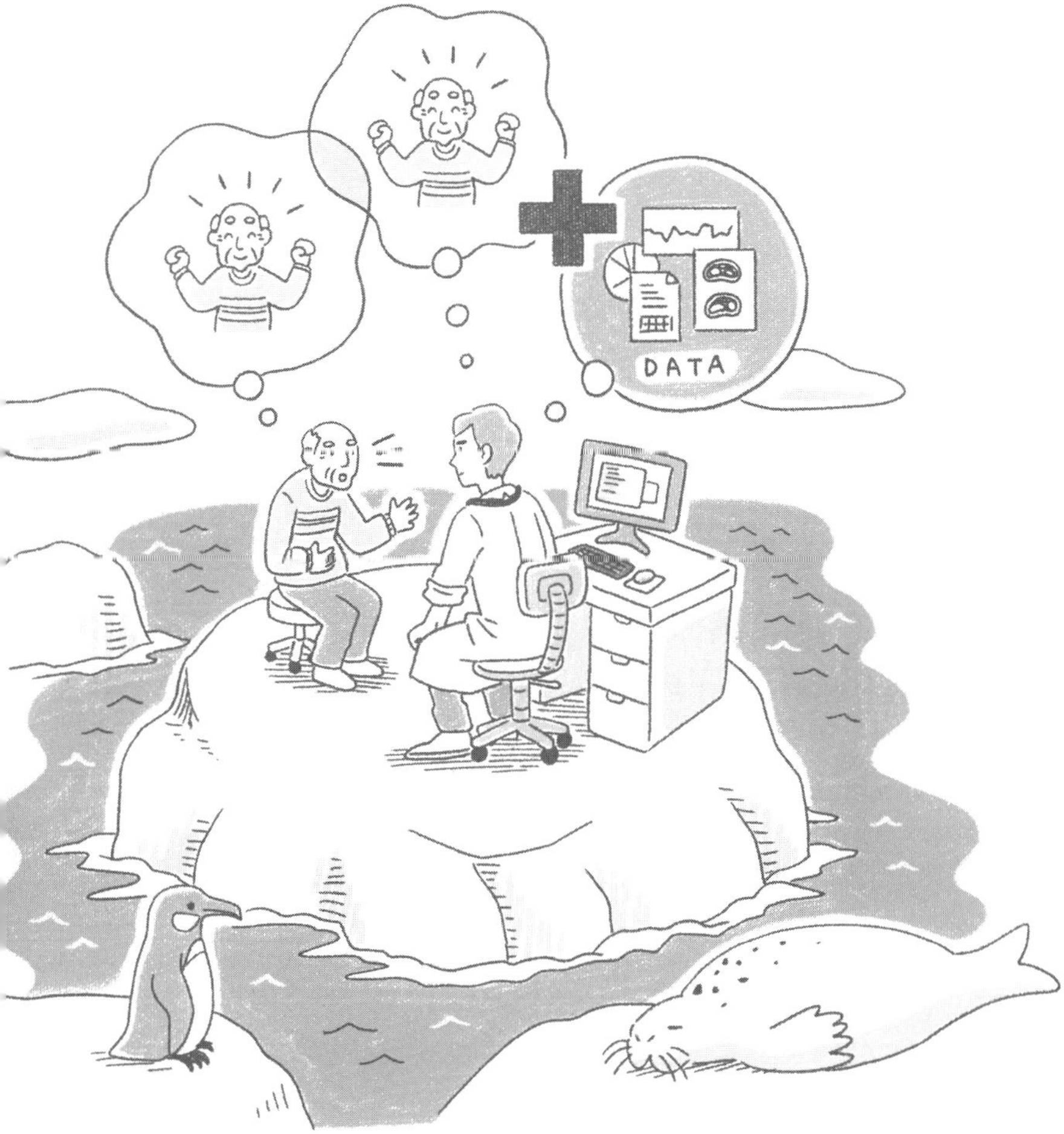
DATA

しまう、という危険を孕んでいるわけです。これはあくまでも自分のためにリスクを引き受ける、という普通の医療とは違いますね」

「キャッチャー」の役割

「そのために、研究には一般診療とは違うルールが必要だと考えられている、ということでしょうか?」と火浦が尋ねた。

「その通りです。その意味で、研究倫理のルールは一般的な医療倫理のルールと違って、あまり威勢がよくありません。具体的にどういうことかというと、普通医療の目的は『患者を良くすること』ですよね」

「それはその通りです。治癒やQOLの向上のために僕らは日々働いています」と火浦が答えた。

「それに対して、研究の第一義的な目的は目の前の患者の利益の最大化ではなく、あくまでも将来他の患者の役に立つような研究成果を得ることですから、目的はかなり変わってきます。そのため、研究倫理に関する様々な制度の目的は『患者に生じる害を小さくすること』になってくるわけです」

「最悪を避ける、というようなイメージでしょうか」

「はい、そうですね。私がよく思い浮かべるのは、サリンジャーの小説『ライ麦畑でつかまえて』のキャッチャー役です」

「はあ。あの、誰かが崖から落ちそうになったらつかまえる役になりたい、という主人

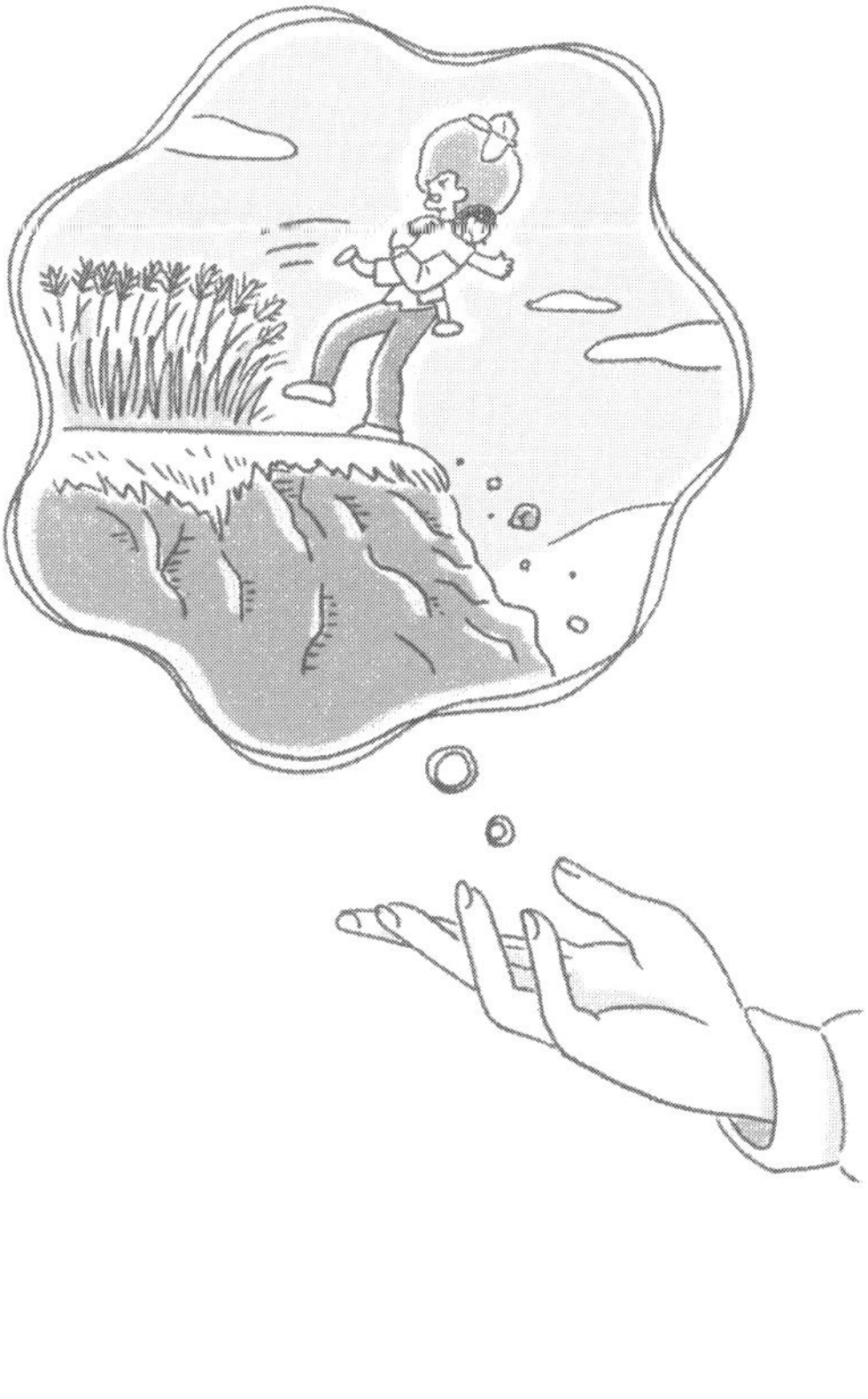

公の話ですね」

「火浦先生、よくご存じですねえ。そう、それです。

もちろん研究でも『良い研究』を目指すべく邁進する活動は大事なのですが、こと研究倫理とか倫理審査委員会の役割を考えると、『良い研究を生み出す』より、『最悪の研究を防ぐ』のほうが近いのかな、と思っています」

「最悪の研究を防ぐ、ですか、そうなると『最悪の』というのが何なのか気になってきますが……」

「それはなかなか難しい質問ですが、とりあえずは研究対象者の権利、安全、福利を損なうことだといったんは答えておきましょうか」

ふと時計を見ると、すでに二時を回っていた。次の会議の時間が近づいている。

「水野さん、火浦先生、今日はちょっと基本的なところから話を始め過ぎたようです。とりあえず、火浦先生の件は急ぐ話ではないようなので、また日を改めてもう一度面談の機会を設けても良いでしょうか。それまでに私のほうでも考えを整理しておきたいですし」

こうして水野、火浦との一回目の話し合いは終了した。とりあえず三人の日程調整をしてみると、三日後の午後であればいつでも大丈夫そうだとわかった。水野は今日の話を石井委員長に、火浦は宮野科長に報告し、その間に今後の方針を少し考えることになった。次回で決着がつけば良いのだが、と思いながら土田は足早に次の会議へと向かった。

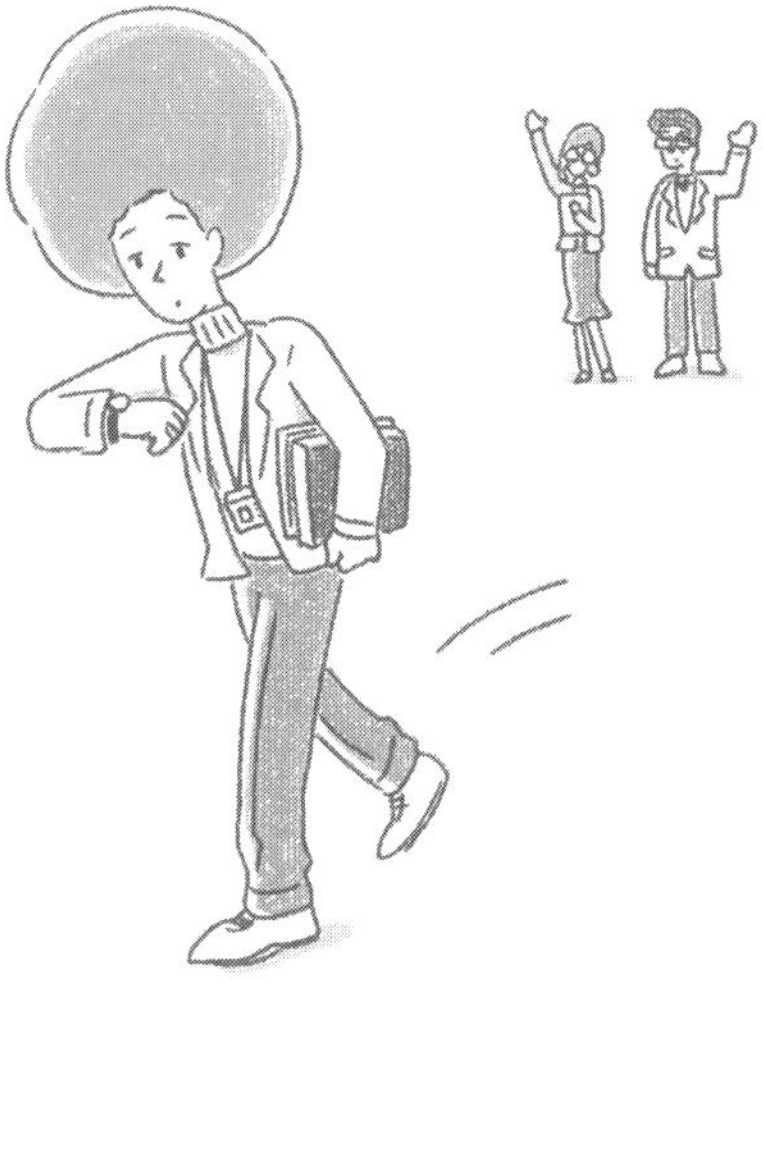

第二話

「実験的」な医療

研究と診療の区別［その2］

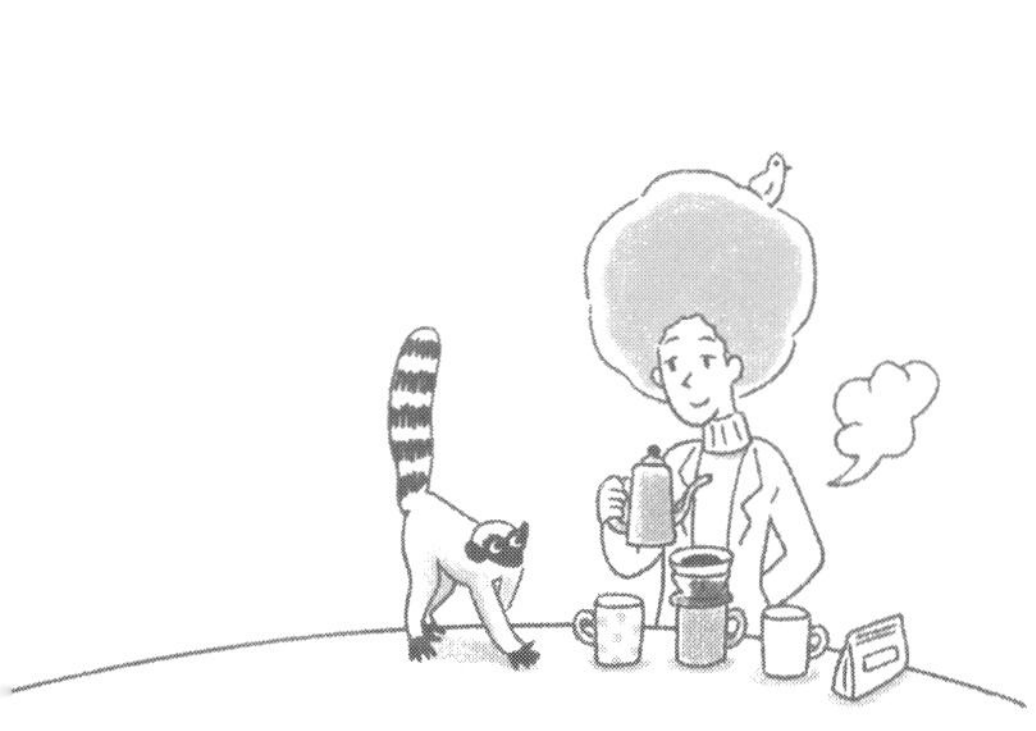

後日談

あれから三日後、水野と火浦は再び土田の部屋に集まっていた。この間に比べるとずいぶんと雰囲気は和やかだ。さっそく土田は二人に尋ねた。

「それで、水野さんには石井委員長に、火浦先生には宮野先生と一度話し合ってもらったと思うのですが、どの後どうなりましたか。まずは水野さんからどうぞ」

「はい。昨日石井先生と改めてお話しました。それで症例報告の定義については、確かに学会でいろいろな基準が定められていて、火浦先生の所属されている学会では九例まで『症例報告』としていることも確認できました。

当院の委員会では症例数については明確に決めていなかったので、次の委員会で話し合い、可能であれば院内ルールを決めたいと思っています。

石井先生としては、適応外使用の件が問題ないのであれば、今回については証明書を出しても構わない、とのお考えです」

「なるほど、よくわかりました。院内ルールは今後決めるとして、現状ではルールがなかったので、火浦先生の主張されている学会ルールも完全には否定しない、ということですね。リーズナブルな結論だと思います。火浦先生はどうでしたか？」

「僕のほうも科内で一度話し合いました。診療科としても、治療薬はともかく、痛み止めの薬など支持療法の適応外使用はこれまであまり重視していなかったので、今後は薬剤部とも相談のうえ、少し体制を見直そう、ということになりました。

それで、僕が発表しようとしていた症例報告については、改めて内容を検討したところ、出席されていたシニアの先生からの助言で、関連病院と協力してしっかりと症例を集めて解析したほうが良いのではないか、という話になりました。

ですので、今回の論文をこのまま投稿するのは止め、改めて研究計画を立て直し、倫理審査委員会に申請したいと考えています」

「そうすると、いずれにしても今回の件に関しては倫理審査不要の証明書は要らない、という理解で良いですね？」土田は火浦のほうを向いて尋ねた。

「その通りです。今回の件ではいろいろとご迷惑おかけいたしました」と火浦は答えた。

「良かった。では、この件については問題解決ですね。どうしましょう？　今日は前回の続きをお話しようかと思っていたのですが、止めておきましょうか？」

土田は火浦に尋ねた。

「いえ、予定通りお話いただければと思います。前回、人間関係の違いに応じて研究と診療が分かれている、というところまでは話を伺ったのですが、実際どうやって両者を区別したら良いのかはわかりませんでした。僕らの診療科でもどこまで日常診療の一環として実施して良いのか、普段から迷うことが多いので、宮野からもしっかり聞いてくるように、と言われています」

「水野さんはどうでしょう?」と土田は水野のほうを向いた。

「私も続きを聞きたいです。それに、症例報告の数の件はともかく、石井先生も適応外使用でも症例報告なら倫理審査が要らない、ということには疑問をおもちのようでした。これからの事務局業務のためにも、どう判断したら良いのかを知っておきたいです」

「そうですか、わかりました。では前回の続きからお話することにしましょう」

土田はホワイトボードを近くに引き寄せて説明を始めた。

意図と承認

「前回は、現実的には研究と診療は分けられている、というお話はしましたが、ではどうやって分けているのか、という話はしませんでしたね。今日はそこから話したいと思い

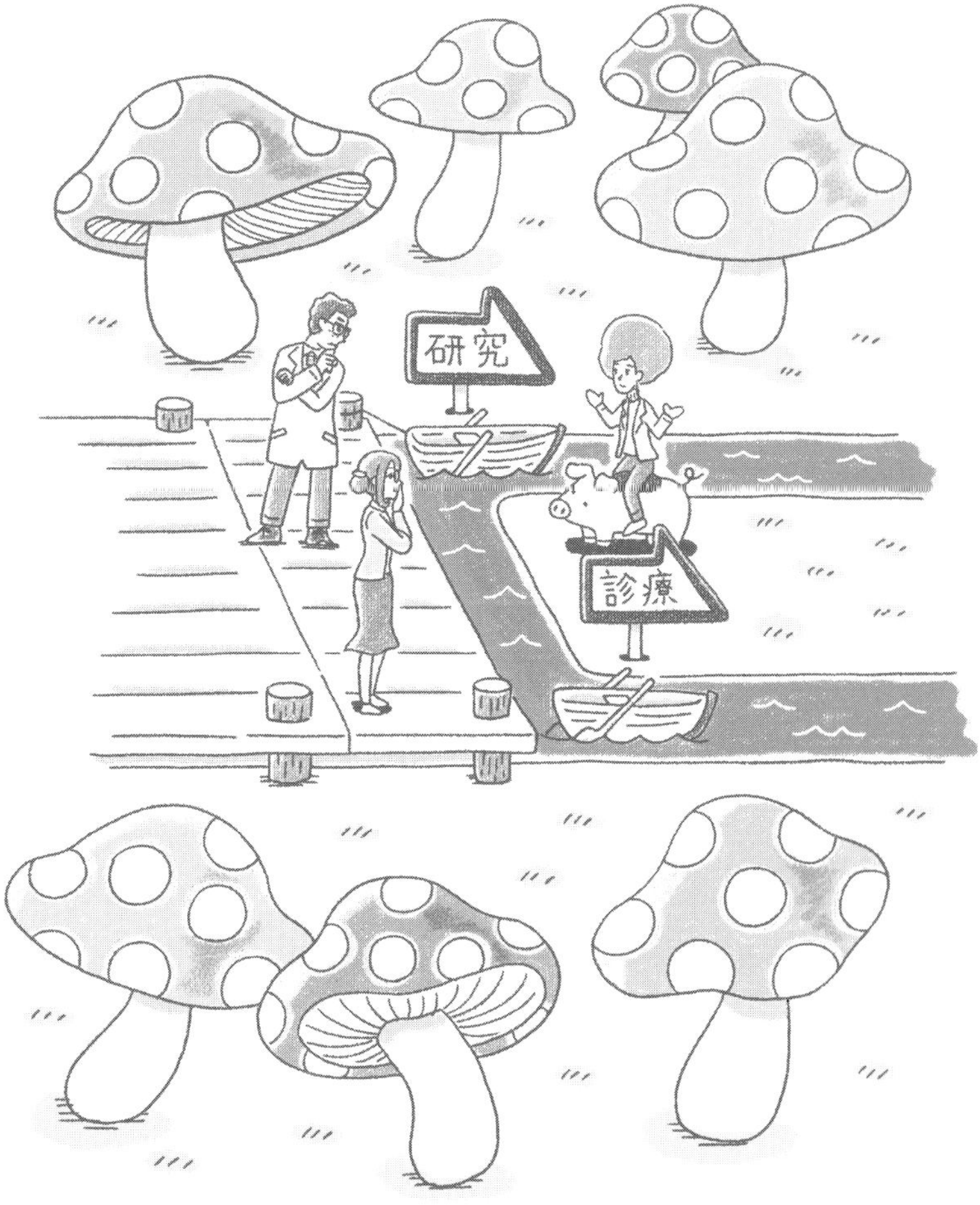
研究
診療

ます。

一般的には、研究と診療を分ける基準には二つある、と考えられています。例えば、水野さんは前回、火浦先生の適応外使用に『研究的』な側面があると言われましたよね？」

水野は大きく頷く。

「では聞きたいのですが、なぜ火浦先生の適応外使用は『研究的』だと思ったんでしょうか？」

水野はしばらく考え込んだ。

「なぜ、と言われても……。前回の火浦先生の説明で、必ずしも患者さんに害のあるような使い方ではないことは理解できたのですが、国の承認している使い方ではないですし、他院でも普通に行われていることではないと思ったので……」

「なるほど。水野さんは、火浦先生の薬の使い方が社会的に広く認められていないことを指して、『研究的』という言葉を使ったわけですね。ありがとうございます。

実はこれはある医療行為を研究と見なすか、診療の一環と見なすかに際しての一つの有力な考え方で、『承認モデル』と呼ばれています。

要は、ある医療行為に対して、国や学会などの権威や権限のある組織が『承認』つまりはお墨付きを与えているかどうかで研究と診療を区別しようという考え方ですね。学会の出している診療ガイドラインで推奨されているとか、医薬品の添付文書通りの使い方だとか、保険診療で問題なく使えている、とか。

それで実際にどういった『承認』を基準とするのか、というのは細かく考えていくと結構ややこしいんですが、今日はとりあえずシンプルに国や学会が認めている場合を『確立したもの（validated）』、そうではないものを『未確立のもの（non-validated）』と呼んでおきましょう。これは言ってみれば何を用いて医療行為を行っているのか、という手段や方法に注目して両者を区別しようとする考え方です。

火浦先生、この考え方はしっくりきますか？」

「そうですね。僕ら臨床医にとってはわかりやすいと思います。特に保険診療として実施できるかどうか、というところは普段から気にしていますので。

この間の件は、適応外使用とはいっても、保険で切られるようなものではないですし、患者さんに害もない使い方なので自己判断で進めていましたが、適応症が異なる場合やエビデンスの全くない使い方が含まれてくると、『研究的』だと判断することが多くなるように思います」

「はい。医療者にとっては直観的にわかりやすい基準だと思います。標準治療から大きく外れるような医療行為は病院管理上も問題になりますし、他の医療スタッフから見ても『何か変わったことしている』ということが理解しやすいですしね。もっとも現実には何を基準として『確立している』と考えるかには様々なバリエーションがあるので、そこまで単純ではないのですが……。

それはともかく、水野さん、前回火浦先生の研究が指針違反に当たるのではないか、という議論があったときには単に適応外使用しているという事実だけが問題になっていたわけではないですよね？」

水野はしばらく考えてから、おずおずと切り出した。

「はい……。事務局で話していたときには、火浦先生が論文を書くためにあえて適応外使用をしていたのではないか、という話も出ていました」

「ええ？　そうなんですか！」と火浦が驚いた顔で水野のほうを見た。水野は続けた。

「もちろん、前回の火浦先生の説明を聞いて、今回は違うと理解したのですが、過去に診療の一環と称して研究用採血を繰り返していた先生もいたので、事務局も疑り深くなっていたんだと思います……」

その件は土田もよく覚えていた。自分がこの大学に赴任した後に経験した一番大きなスキャンダルで、最終的には国に報告までして、大学はこってりと指導を受けたのだった。

研究倫理教育の履修管理が厳しくなったり、倫理審査委員会の事務局に専門性のあるスタッフを雇用しようという話にもつながった一件だ。確かにこれ以来、倫理審査委員会でも「日常診療の一環」と称して研究者が何か変なことをしていないか、神経質に確認するようになっている。

「水野さん、正直に教えてくれてありがとう。火浦先生も驚いたと思うけれど、書類上のやりとりだと、なかなか理解できないことも多いので、今回は大目に見てください。

ところで本題に戻りたいんですが、水野さんは先ほど、火浦先生が『論文を書くためにあえて適応外使用している』と言いましたよね。これは、適応外使用という行為そのものを問題にしているだけではなくて、それが何のために行われているのか、ということを気にしていますよね？」

「そうですね。言われてみればそうだと思います」と水野は答えた。

「これが二つ目の基準で、『意図モデル』と呼ばれています。手段や方法ではなく目的や意図に注目して研究と診療を分ける考え方ですね。

つまり、目の前の患者にとって良かれと思って行うのは『診療』ですが、そこに論文を書いたり、学会報告をしたりするためという目的が入り込んでくると、『研究』に該当するよね、という考え方です。

先ほどのケースだと、同じように適応外使用をしたとしても、目の前の患者に良かれと思って微調整しながら投与している場合と、適応外使用をしたときのデータが欲しくて、患者の状況は特に考慮せずに一律投与している場合では意味合いが違う、ということでしょうか。

研究倫理の分野では、前者の目的のことを『個別ケア（personal care）の提供』と呼び、後者の目的のことを『一般化可能な知識（generalizable knowledge）の獲得』と呼んだりします。言い換えれば、研究という営みは、個別ケアをある程度犠牲にしつつ一般化可能な知識を得るものだ、という理解ですね。

それで、この二つの基準を図にしてみるとこんな感じになりますね」

土田はホワイトボードに線を引いて、四つのボックスからなる図を書いた。

二つの基準が揃うとき／揃わないとき

「これからこの図を見ながら説明していきたいのですが、まずは簡単なところからです。右下のボックス、つまりは確立している治療法を用いて、目の前の患者に個別ケアを提供する場合、これはどうでしょうか？」

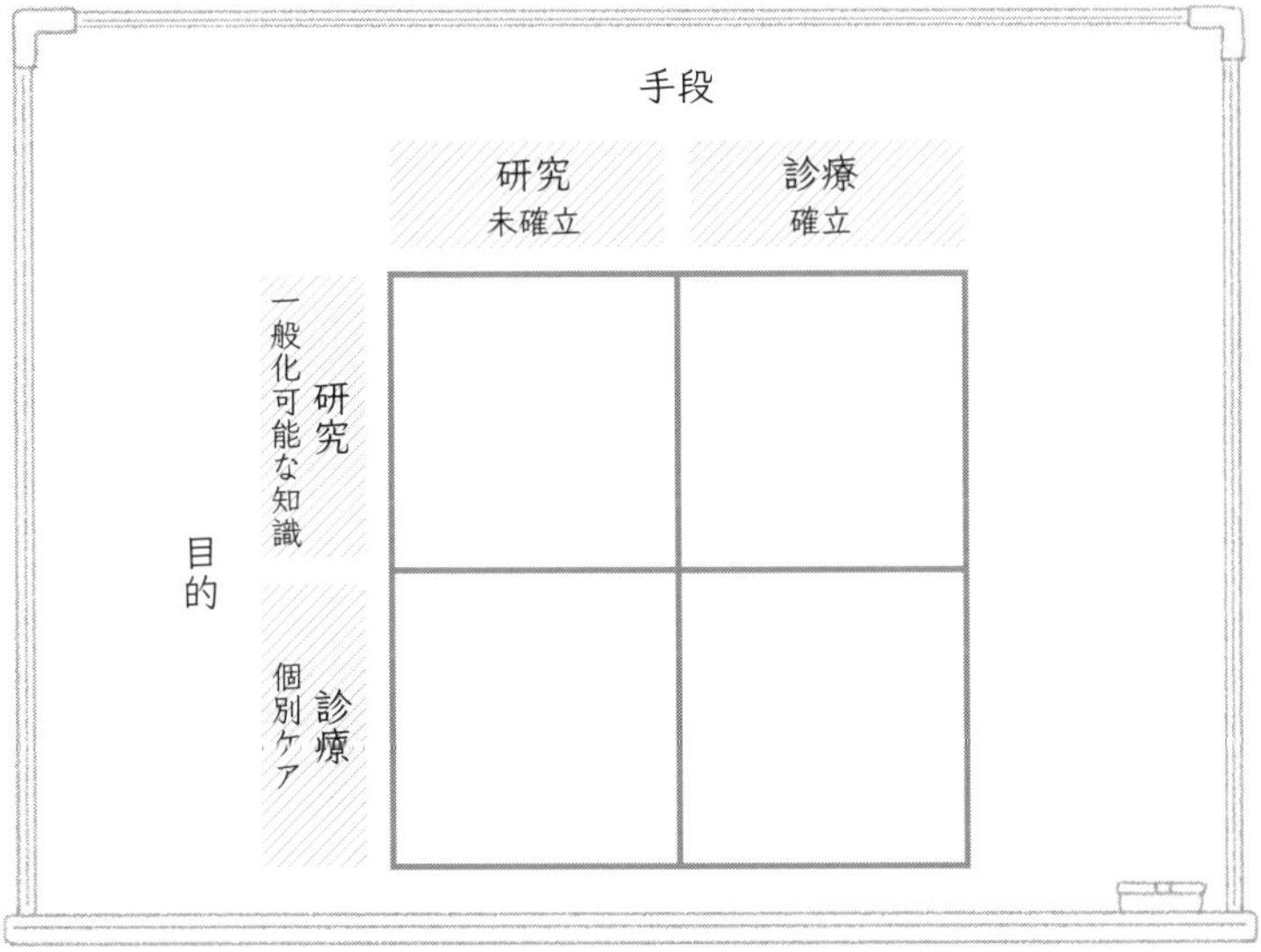

「標準治療の提供ですから、まあ誰がどう見ても診療の一環だと思います」すかさず火浦が答えた。

「さっそくありがとうございます。では逆に、左上のボックスにあたるところですけれど、データを取るために未確立の医療技術を用いる場合はどうでしょう？」

「典型的な研究ですね。これも誰に聞いてもそう答えると思います」

また火浦が即答した。土田は火浦の答えを聞いて、それぞれのボックスに大きく「診療」「研究」と書きこんだ。

「そうですね。この二つは迷わな

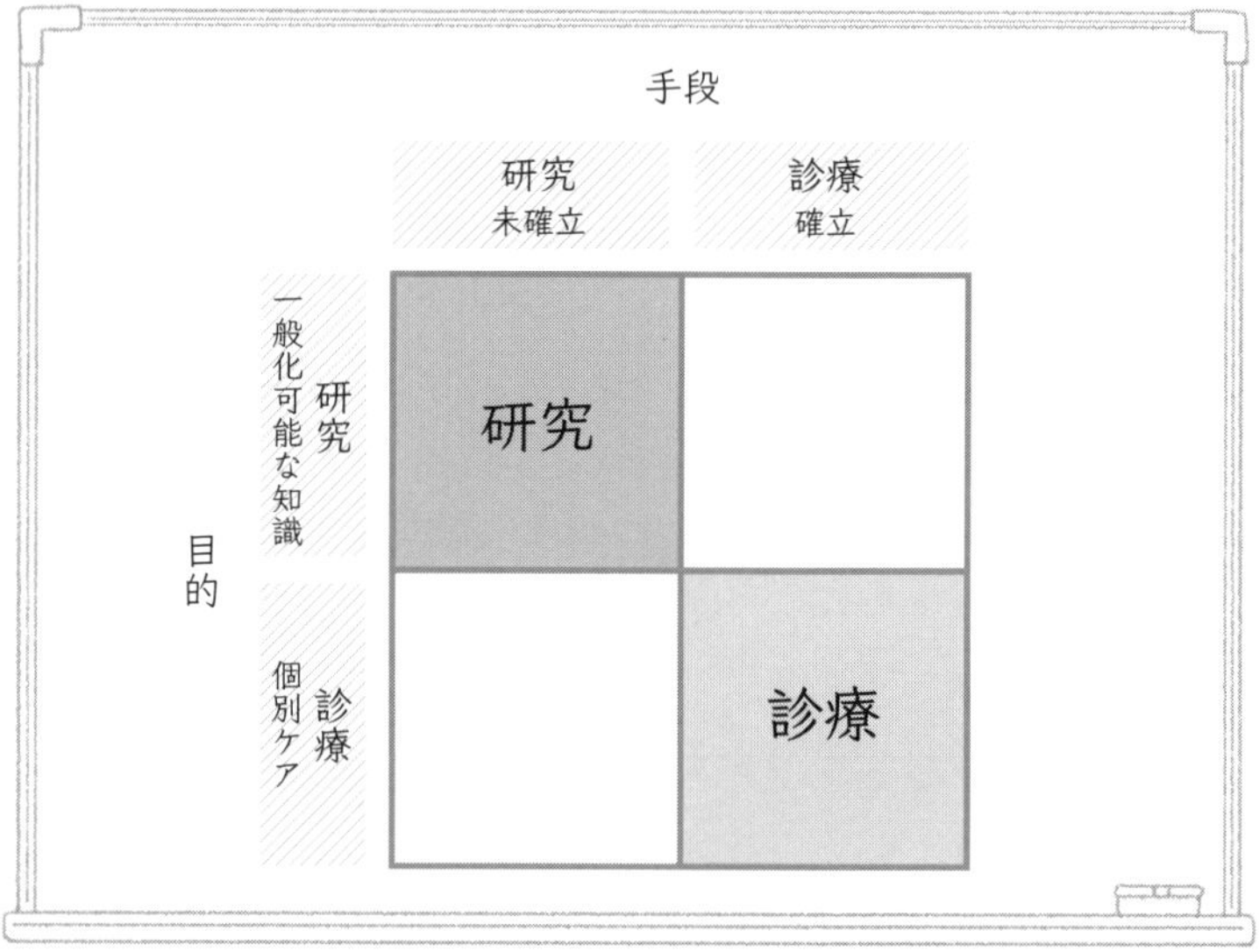

いですよね。つまり先ほどの二つの基準いずれに照らしても『診療』ないしは『研究』だとわかる場合、私たちは区別に迷わないんです。

逆に言うと、この二つの基準が揃わない場合に迷いが生じるわけです。

一つ目は、右上のボックスです。これは前回火浦先生にも例を挙げていただきましたけれど、例えば医学的な妥当性が確立している治療法同士を比較するような研究ですね」

火浦が少し間を置いてから、「うーん、程度にもよりますが、これはやはり研究だと思いますが……。標準治療だから研究にはならない、とはいえないような……」と答えた。

「はい。妥当な感覚だと思います。ここは今では日本でも明確に『研究』だと意識されていますね。ただここが研究だ、と意識されるようになったのはそれほど古いことではないんです。

実際、二〇〇〇年頃には、標準治療同士を比較する研究は診療の一環であり、研究参加の同意は不要である、と医師が主張した裁判もありました。なかなか複雑なケースなので、ここでは詳細は省きますけれど、最終的には患者側が勝って、同意を得ずに研究を実施したことは人格権の侵害に当たるとして、損害賠償請求が認められました」

「そうなんですか。全然知りませんでした」と火浦が驚いた様子で答えた。

「水野さんは知っていると思うけれど、今でもベテランの先生はこれに近い言い方をすることがあるよね?」と土田は水野のほうを向いて話した。

「そうですね。健康保険で認められている範囲であれば、何をやっても医療の一環だから倫理審査委員会への申請は必要ない、と主張する先生もいらっしゃいます。ずいぶん減ってきたみたいですが、特に上の年代の先生が……」

「水野さん、ありがとうございます。

そうですね。私もさすがにこれが研究ではない、という主張は今では通らないとは思いますが、海外でもこうした標準治療同士の比較研究については研究倫理上のルールを緩和すべきだ、という議論があるのは事実です。

その意味でも、このカテゴリーは、先ほど火浦先生が迷わず『研究』に分類したものに比べると、ちょっと違う位置づけができるんじゃないか、という考え方もあるわけです。例えば同意の取り方が簡略化できるんじゃないか、とか、倫理審査ももっと簡便にしていいんじゃないか、といった類いの議論ですね。定期的に論争になっています。

それで話を戻しますと、繰り返しになりますが、一応ここは違う扱いがありえるかもしれないけど、『研究』ということで間違いないだろう、ということは、お二人とも理解されましたよね？」

土田は二人が頷いたのを確認してから、右上のボックスに「研究」を書き足した。

「そうすると、研究と診療の区別に関する今のコンセンサスは、こんな感じになっているわけです」

意図がなぜ重視されるのか

「これ、やっぱり目的については『本人の利益のためじゃない』ということが重く見られている、ということですね。『意図モデル』が強く効いているわけです。

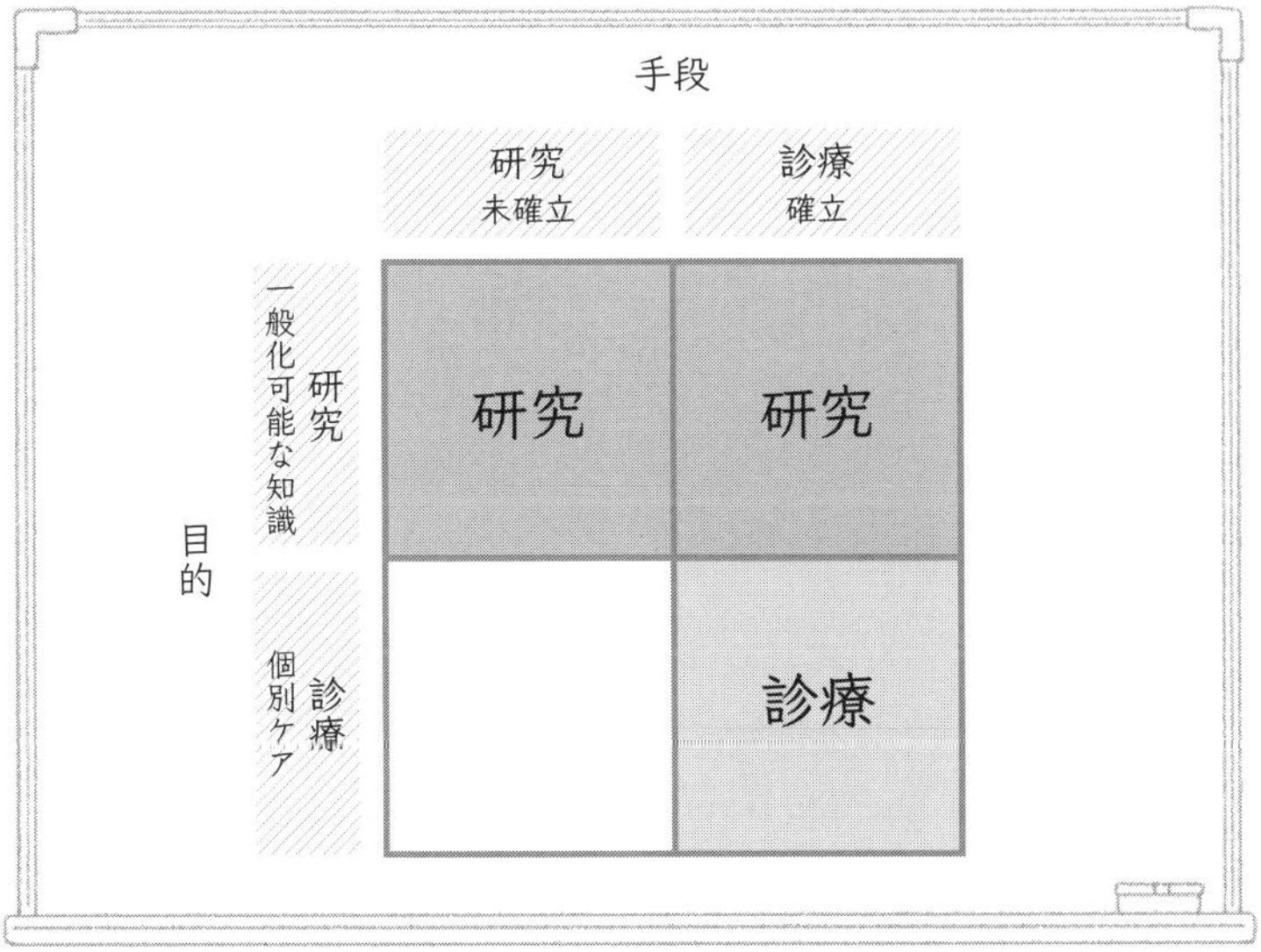

前回、研究と診療の区別の根底には、人間関係の違いがある、という話をしました。そこで強調したのも同じ話です。つまり、研究という営みには『他人の利益のために研究対象者を道具として使う』という側面があるよ、という点ですね。

これがやっぱり普通の医療とはちょっと違うわけで、ここをいつも通りの医師の裁量権ではやらせられないよね、第三者のチェックが要るよね、というのが研究倫理的な発想の根底にあるわけです。だから目的が本人利益ではなくてデータにある場合は、やっぱり『研究』として整理したほうが良さそうだ、ということになっています。
ちなみに、この図にある発想を世界で最初に文書で定式化したのが、アメリカの『ベルモント・レポート』というガイドラインです。一九七〇年代に作られた古いものだけれど、出発点だから読んでおきましょうか」

土田は自分の机からタブレットを持ってきて、該当箇所を二人に示した。

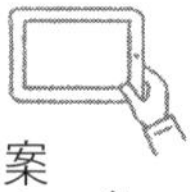

> 多くの場合、「診療」とは、個々の患者やクライアントの福利増進のためにのみ考案された、かなり成功の見込みがあるような介入を指す。医学や行動科学に基づく治療の目的は、特定の個人に対して、診断や予防法や治療を提供することである。一方、「研究」とは仮説を検証し、想定された結論を導き、そこから一般化可能な知識（例えば、理論や原則や関係性についての言明として表現される）を発展させるないしはそれに貢献するような活動を指す。研究は通常、目的を設定し、目的に到達するための一連の手順を定めた公式の研究計画書において記述される。

「これ、いいですよね。診療のほうは『個々の患者のため』に『成功の見込みがある介入』をすることで、研究は『一般化可能な知識』を得るためのもの、と定義されています。日本でもだいたいこれと同じ考えでルールを作っていると考えてもらって大丈夫です。

それで、ついでに今回問題になった症例報告の話をしておくと、アメリカの規制だと症例報告はここでいう『一般化可能な知識』の獲得じゃなくて、単に一例一例の『個性』を記述する研究だから、研究の定義に該当しないよね、という整理をしています。この間、火浦先生が留学先の病院で三例までは症例報告で倫理審査不要、という話をしていましたが、具体的な症例数は各病院がそれぞれ決めて、それに応じてやってるわけです。

日本では病院ごとにルールを決めているわけじゃないけど、学会がそれぞれ決めていて、定義は一例から九例までバラバラですね。そもそも症例数で決まるのか、という議論もありますが。まあ、ちょっとこの辺は、理論的に詰めて考えられたもの、というよりも制度上の辻褄合わせみたいなものなので、頭の片隅に置いておいてもらえればそれで良いです。

それで、もう一つ大事な話としては、前回の水野さんの質問の件があります。病院内部での質改善活動や地域での保健事業と研究の区別ですね。ただこれも今説明した目的ベースの考え方で何とかなる、とされています。

つまり、原則として質改善活動や保健事業が科学的評価を目的として行われるのでなければ、実施自体は『プラクティス』の一環であって、倫理審査委員会の審査は必要ありません、ということですね。手段が確立しているか、していないかは、この場合、医薬品や医療機器みたいにわかりやすい基準はないので、まあ、他の病院や地域でも一般的にされているような活動であれば問題になることはないとは思います。仮に前後でアンケートを取るとしても、それがあくまでも事業評価のための基礎資料なのであれば、『研究』に該当しない場合もあるでしょうし。

実際にはいろいろなグレーゾーンの事例があって私もよく判断に困るんですが、さしあたりの軸はこれで見ることになるわけです」

共有される意図

火浦は、頷きながら土田の説明を聞いていた。

「なるほど、まずは目的で区別するんですね。よくわかりました。基本的な線はだいたいこれで判断できそうです。

ただやっぱり一つ気になったのが、現実には研究者が研究目的をもっているかどうかを確認することは難しいんじゃないのか、という点なんですが……」

「ああ、それは鋭い質問ですねえ。さすが火浦先生。

ひとまず教科書的に答えておくと、確かに普段の医療だと医療者の意図や目的はそれほど明確に観察できないことも多いんですが、研究の場合はもうちょっとはっきりしてますよね？」

「といいますと？」火浦が不思議そうに尋ねた。

「研究計画書があるからです。研究計画書には必ず研究目的が書かれていますから、ひとまずはそこを読めば研究者の意図は理解できますよね？」と土田は答えた。

「ああ、そういうことですか……。ただ実際には研究計画書がなくても、心のなかで医師が研究的な関心をもっていることもありますよね。そういう場合はどうするんですか？」

と火浦がさらに尋ねたところに、水野も続けて発言した。

「私もそこがとっても気になります。実際、当院で過去に起きた不祥事でも、研究計画書を作らずに、心のなかの『研究計画』に沿って患者さんから研究用採血をしてしまっていたわけで……」

「はい、そうですね。そこが気になりますよねえ。わかります」と土田はすかさず答えた。

「ここはかなり込み入った話になるので、あくまでも私の考えを簡潔に言っておきますね。私はこの場合、『個々人の医師が心のなかで本当に考えていること』までは評価はできないし、そもそもしなくても良いと考えています。ここで言っている研究目的の有無は、あくまでもその行為に関わっている医師やその他の医療者、さらには患者との間で言葉によって共有され、理解されている限りのことで良い、というのが私の考え方なんですね。

逆に言えば、同僚や患者から見て、『医師に研究目的がなければそのような行為はしない』と思われるのであれば、議論の余地はある、ということになります。だから、当院で過去に起きた無断採血についても、たぶんちゃんと採血量を誰かが確認していれば、『あれ、なんでこんなことしてるんだろう』って議論になった可能性はあると思うんですよね」

火浦はしばらく考え込んでから土田に確認した。

「とりあえず単に『心のなかで思っている』というよりは、言葉に出して周りと共有していたり、当人の行動からそのように合理的に推定される、という辺りで判断するということですね?」

「そういうことになります。ちなみにベルモント・レポートは『一般的なルールとしては、ある行為のなかに、研究の要素が少しでもあるのならば、その行為は研究対象者保護のための審査を受けるべきだ』と言っています。だからまあ、『疑わしきは研究として実施せよ』ということだとは思いますけれど……」

土田は火浦のほうを向いて話を続けた。

「これは確かになかなか難しい問題を孕んでいますので、とりあえず一回先に進みます

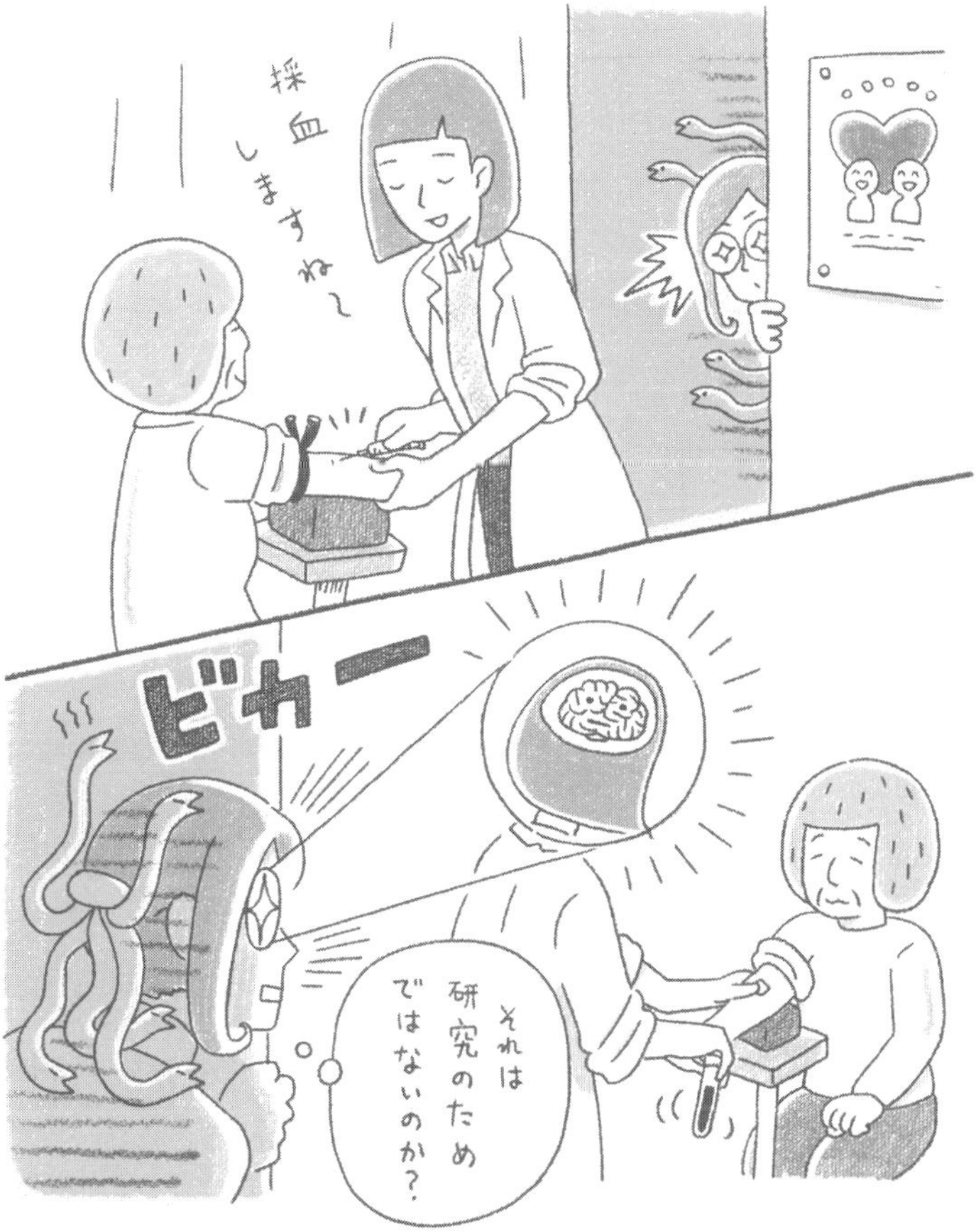
採血しますね〜
ビカー
それは研究のためではないのか？

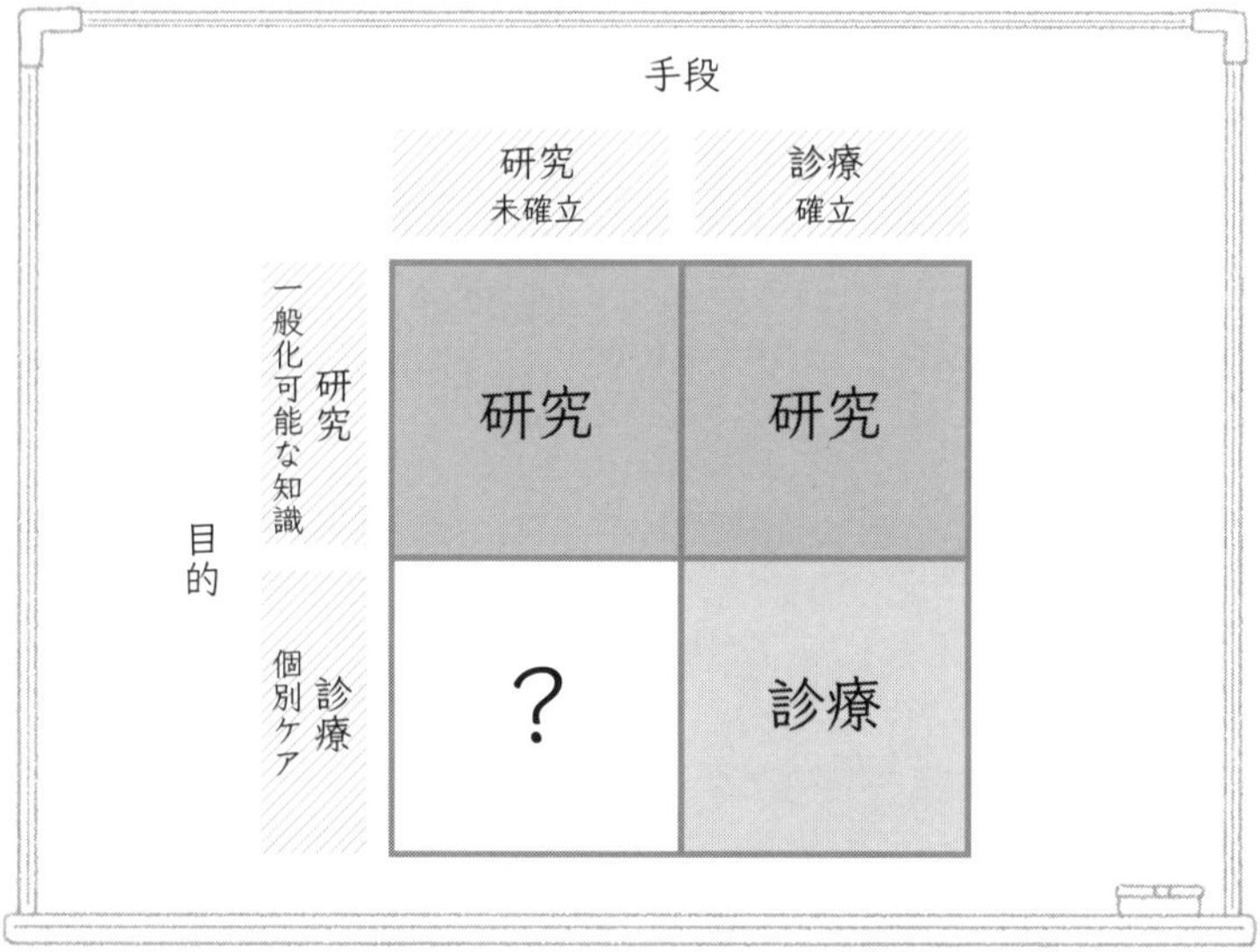

ね。実はまだ、火浦先生の適応外使用は研究に該当するのか、という点をちゃんと片付けてないんですね。先ほどの図のなかで触れずにいたところを思い出してください」

「左下のボックスですね。私もここが気になってました」と水野が答えた。

「そうです。ここは、目的は目の前の患者に個別ケアを提供することだけど、手段として用いる薬や医療機器、医療技術が確立していないものだ、というのがそれです。

これって今回の火浦先生の話と同じですよね？」

火浦と水野は頷いた。

「ここをどう扱うか、という話を今日は最後にしたいと思います」

グレーゾーンの取扱い

「先ほど説明したように、『目の前の患者のために安全性や有効性が十分に検証されていない方法を用いる医療』については、英語圏でも名称は様々です。『革新的治療(innovative therapy)』とか『実験的治療（experimental treatment)』とかいろんな呼び方があるんですが、今日は世界医師会ヘルシンキ宣言にならって『未確立の介入（unproven intervention)』と呼んでおきますね。

お二人とも、ヘルシンキ宣言は知ってますよね？」

「最近は国家試験にも出ますから」と火浦が答えた。

「良かった。さて、この未確立の介入をどう扱うかが、研究倫理の領域では長年議論されてきました。大きくいえば、立場は三つです」

土田はそう言って、先ほどの図を消して、ホワイトボードに三つの選択肢を大きく書いた。

①研究として扱うべき
②診療として扱うべき
③独自の第三カテゴリーとして扱うべき

「特に手術手技や細胞治療についての議論はかなり大きく、立場も分かれています。そもそも外科の手技って、医薬品のように決まったステップを踏んで発展はしていかないですよね」

「そうなんですか。治験だと医薬品を用いた研究が多いので、手術手技についてはなかなか想像がつかないところもありますが……」と水野は不思議そうに言った。

「まあ、そもそも医者の腕や施設によって治療成績も違いますからね。薬物療法みたいに標準化することは難しい部分はあると思います」と火浦が答えた。

それを受けて土田は続ける。

「実際、海外でも外科医が新しい手術手技を実施する際には、まずは研究計画書を作成し、事前に倫理審査委員会の審査を経て実施する、というわけでもないんですね。

例えばこれは二〇〇〇年前後のアメリカの全国調査ですが、新しい外科の手技を論文で報告した医師にアンケートを取ったところ、実に六割ぐらいしかそれが『研究』だとは思っていなかった、という結果が報告されています。しかも『研究』だと思っている医師の半数以下しか事前に倫理審査委員会に申請していないんです。

つまり、多くの研究は新しい手術がまずは『診療』として導入され、しばらくたって振り返って治療成績をまとめる、という形で行われているわけです」

「ええっ？　そんなことして法律違反にならないんですか？　確かにウチの外科の先生たちもあんまり申請してこない割には学会報告しているみたいで気になっていたんですが……」水野が不安そうに尋ねた。

「そうですね。あまり話を広げないように答えてみると、少なくともアメリカの場合、研究目的が明確な場合か、国の認めていない医薬品や医療機器を使用しない場合は、何かの規制に引っかかることはないと思います。他の国を見ても、『診療』として実施されている手術手技一般を規制する法律はないのが現実です。

日本でも数年前、経験の少ない医師の腹腔鏡手術で大きな医療事故がありましたけれど、あのときに学会が調べたら、新しい手術を施設に導入する際に倫理審査委員会で審査している病院はそんなに多くない、ということが話題になりましたね」

二人とも大きく頷く。

「その善し悪しはともかくとしても、手術手技一般を規制する制度はありませんから、日本だけじゃなくて海外でも似たようなことは起きているんです」土田は説明を続ける。

「先ほども少し触れたのですが、医薬品みたいに、開発のステップが明確ではないこともあると思います。動物実験やって、第Ⅰ相試験で少しずつ用量上げて安全性を確認して、第Ⅱ相試験で有効性を見て、みたいな段階はあんまりはっきりしないですよね、手技の場合。

『いきあたりばったり（haphazard）』なんていわれることもありますが、まずは誰かが患者を救うために新たなチャレンジとして始めて、それこそ、その症例報告を参考にしながら、他の施設も真似をして次第に普及していく、といったイメージでしょうか」


「日本ではどうなっているんでしょうか？」火浦が尋ねた。

「手術手技に限らず、原則として未確立というだけでは規制対象にはなっていません。実際、火浦先生のケース以外にも、当院でも、適応外使用や新規性の高い手術手技の実施がすべて『研究として』実施されてはいないですよね？

未確立の医療に対する公的な制限としては、普通は医療保険制度による混合診療の規制だけです。つまり、保険の利かない医療を完全に自費でするなら良いのですが、保険の利く医療と一緒に受けたい、という場合には、原則として『研究として』の実施が要請され

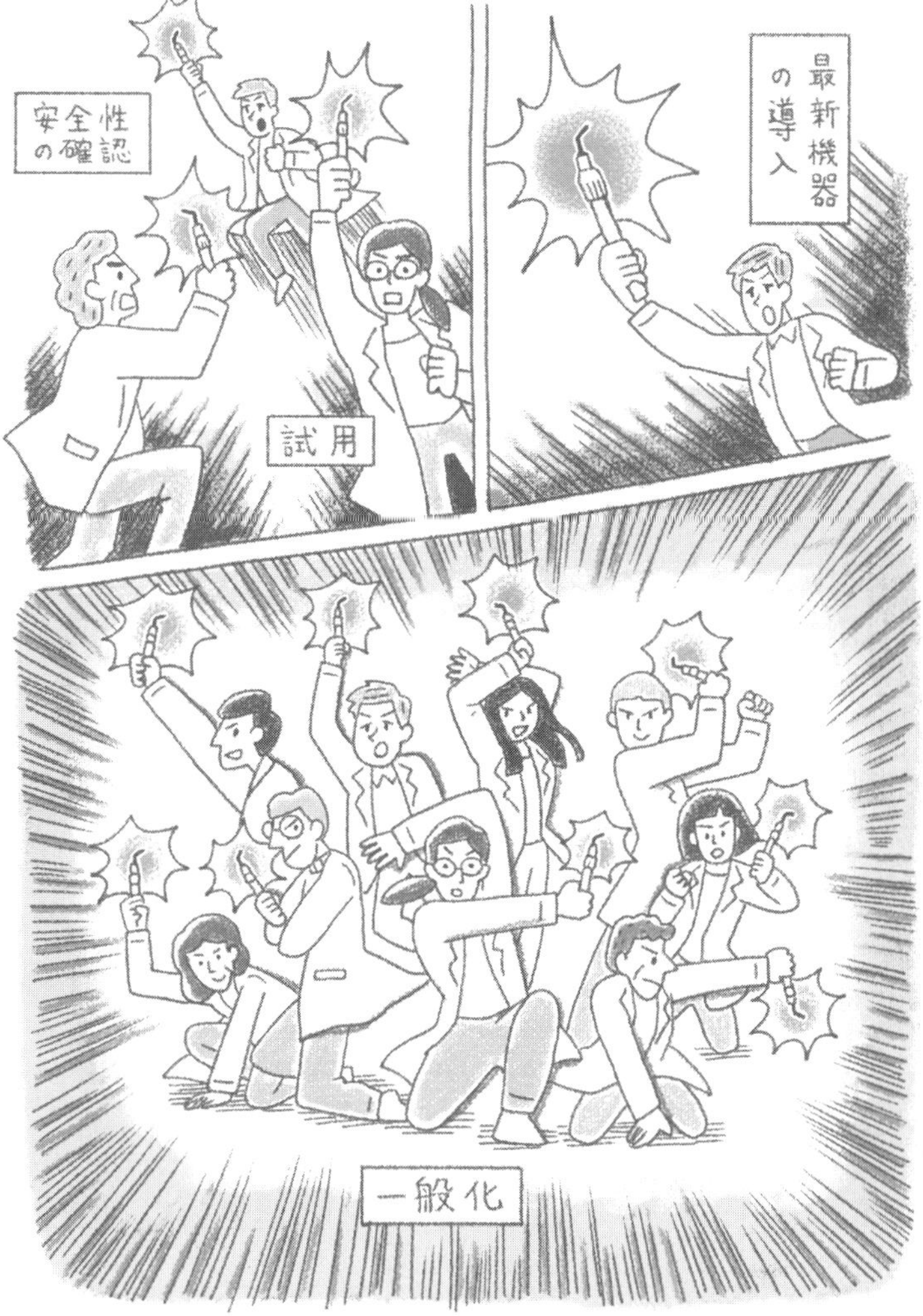
最新機器の導入
安全性の確認
試用
一般化

る、というものです。

実際、当院の患者さんも、日本で承認されていない薬が使えるから、といって全額自費のクリニックに転院されたりしますよね？　基本的にああいうのを制限する仕組みはないという理解で良いと思います。実際にはいろいろとやっかいですが」

「先生、でも再生医療は別ですよね？」と水野が尋ねた。

「水野さん、フォローありがとうございます。確かにこれには例外が二つあります。一つは再生医療で、細胞治療に関しては完全に別立ての法律がありますから、医療として実施する場合も事前審査が必須ですね。もう一つが特定機能病院には義務付けられている『高難度新規医療技術等』の制度ですね。平たく言ってしまえば、リスクの高い手術手技を初めてする場合とか、未承認の医薬品とか医療機器を初めて使う場合に、主に医療安全面での院内のチェックをさせる、という制度です」

「何だかややこしいですね……」火浦は眉間にしわを寄せながら呟いた。

「研究」としての実施を促す

「この辺り、火浦先生が留学に行っている間に制度がバタバタとできたので、追いつけなくても仕方ないです。診療科の他の先生に聞いてみてください。先生のところでも再生医療やってますので。

ちょっと倫理の話から脇にそれちゃいましたので、いったん巻き戻しましょう。制度はいろいろと変わりますしね。それで、最初にこうした未確立の医療を目の前の患者の救命目的で実施する場合には、三つの立場がある、と言いました。①研究として扱うべき、②診療として扱うべき、③独自カテゴリーとして扱うべき、です。

お二人はどの立場に近いですか？」

火浦はしばらく考えてから「僕が医師だからかもしれないですが、やはり②ですかね」と答えた。

「もちろん①の研究として扱うべき、というのは正論だとは思いますが、この手の緊急避難的な医療は、現実問題としては研究計画書を書いて、倫理審査委員会の承認を得てからでは間に合わない場合も多いですし、医者としてはちょっと非現実的だと思います。知り合いの生物統計家の先生に相談すると、一例でもいいから研究として実施するように、と助言されますが……」

「そうしたら、③でも良いんじゃないでしょうか」と水野が言った。

「先生たちの都合もわかりますけれど、危ない医療を自由にやらせるのはちょっと躊躇します。その意味では先ほど出てきた『高難度新規医療技術等』みたいに、普段の倫理審査委員会とはまた別のルートを定めておいたほうが良いと思います。確か『高難度』の場合は、外部委員は要らないんですよね？」

「お二人ともありがとうございます。確かに『高難度』の制度は、③の発想に近いかもしれませんね。それはともかく、この問題に関しては、一応の標準的見解が存在していて、これが五〇年近く変わってないんですね。それは一言でいうと、『可能であれば研究として行うことを推奨するが、条件を定めて例外的に診療として実施できる余地を残す』というものです。

例えば、世界医師会のヘルシンキ宣言は二〇〇〇年以降、いつも最後の項がこの問題を扱っていて、二〇一三年版だと次のようになっています。一応見ておきましょうか」と土田は先ほど取り出した手元のタブレットで、今度はヘルシンキ宣言の該当箇所を示した。

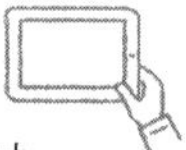

第三七項：ある個別の患者の処置において、証明された介入が存在しないか、またはそれらが有効でなかった場合、患者または法律上の資格を有する代理人からのインフォームド・コンセントがあり、専門家の助言を求めた後であれば、医師は、まだ証明されていない介入を実施することができる。ただし、それは医師がその治療行為で

生命を救う、健康を回復する、または苦痛を緩和する望みがあると判断した場合に限られる。なお、その介入は、続けて安全性と有効性を評価するために計画された研究の対象とされるべきである。すべての例において、新しい情報は記録され、適切な場合には、一般に公開されるべきである。

「うーん。となると、この場合の定められた条件というのは、標準治療がないか無効、患者の同意、専門家の助言、といった辺りになるわけですね」と火浦が文字を追いながら言った。

「はい。もう一つ重要なのは、あくまでも実施は緊急避難的なものを想定していますから、いったん始まったとしても『続けて』研究になるべき、というところですね。あと、治療経過も公開するように、ということも書かれています」と土田が答えた。

「確か当院の適応外使用委員会でも、何例か実施したところで研究に移行することを薦める場合がある、と聞いています」と水野が付け加えた。

初めの事例に戻って考える

「さて、ここでようやく火浦先生のケースを考える準備ができました。水野さん、火浦先生の適応外使用はそれだけで『研究』に該当しますか？」

「うーん。『研究的』ではあるけれど、それがイコール『研究』に該当するわけじゃない、という整理になるんでしょうか？」水野はおずおずと答えた。

「そうですね。これについてもベルモント・レポートは良いことをいっています。読んでみますね」

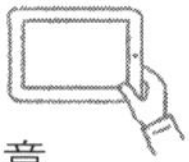

> ある処置が新しいものであったり、検証されていなかったり、異なっているという意味において、「実験的」であるからといって、それが自動的に研究カテゴリーに入るとは限らない。とはいえ、ここで記述したような革新的な処置は、その安全性と有効性を確認するために、その初期段階で正式な研究対象となるべきである。

「ここで『実験的』と言っているのは、お二人が『研究的』と言っているのと同じですね。水野さんがさっき言ってくれたように、これは直ちに『研究』として扱われるわけじゃないので、未確立であることが直ちに倫理審査委員会の審査に結びつくわけではないことは二人とも理解してくれたように思います。

もちろん、今日お話した『高難度』の制度やその他の病院独自の取り組みのなかで、患者の安全性を保つための仕組みを作ることは大事だけれど、それは必ずしも研究倫理に関係する制度で処理しなくても良い、ということがポイントです。

前回お話したように、今の研究倫理に関係する制度は『他人の利益のために自分の身体を使われること』が引き起こす不都合をちょっとでも減らそう、という趣旨で作られています。それは逆にいえば、それ以外の活動をうまくコントロールできない、ということでもあるわけです。

例えば、『ダメな医療』とか『悪い医療』とかは研究倫理の制度がうまく扱えないものの典型ですね。こういう問題に対してはチーム医療とか、診療科内でのピアレビューとか、医療安全的な取り組みのほうが有効だと思います。日本の場合、何か問題が起きると、何でもかんでも『倫理審査委員会にかける』ということになっちゃうんだけど、何のための制度なのかは一度立ち止まってよく考えたほうが良い。

あともう一つ大事なことは、この手の『実験的』な医療は、確かに緊急避難的には診療の一環として実施することもできるんだけど、その後ちゃんと研究としての実施に移るように、ということが強調されている点ですね。これはヘルシンキ宣言も同じです。

その意味では、今回の件をきっかけに、火浦先生の診療科で新たに研究計画を検討している、というのは良いことだと思います。こういうのって、あんまり時間が経ってからやろうとしても難しいですし」

「どういうことでしょう？」と火浦が尋ねた。

「小児が一番わかりやすいかもしれません。小児領域ではエビデンスに乏しい不確実でリスクの高い治療法に子どもたちがさらされていることを、『治療上の孤児（therapeutic orphan）とか『治療ネグレクト（therapeutic neglect）』とか呼んで問題視されているのは知っていますか？」

「いえ」と火浦が答えた。

「わかりました。簡単に説明しておくと、小児での適切な使い方を検証した研究がされずに、大人向けに承認された医薬品が適応外使用の状態で使い続けられることで、いろいろな社会的問題が引き起こされていることを指して使われている言葉です。子どもたちにとっては、適応外使用のため医薬品副作用被害救済制度が使えない、ということもあるし、病院にとっても、訴訟になったときに医師が医療行為の正当性を弁護することが難しい、とか。保険で切られてしまうから病院経営にも響く、という話もあります。

それで、何でこんなことが起きるのか、ということを考えてみると、その一つの理由は、未確立の医療が未確立のまま普及してしまって、今さら誰も研究に移行できなくなってしまった、ということもあるんですね。

つまり、最初に誰かが、小児ではエビデンスがないが、他に手がないので仕方なく臨床使用を開始するわけです。火浦先生の場合も、他に有効な治療法がないので、海外留学の際の経験をもとに日本ではあまり行われていない薬の使い方をしてみた、という話でしたから、始まりは似てますよね。

それで、そういう使い方をしてみて医師のなかに何回か成功体験がたまると、それこそ学会で症例報告や少数の観察研究として報告されたりして、他の病院の医師も真似をし始めるわけです。それでさらに何人かの医師が『効くかもしれない』という感触を得ていくことになります。もうこの段階になってしまうと、二群に分けて効果を検証するような研究をしようと提案しても、みんな乗ってこないですよね？」

「小児だとそもそも親が研究に同意しないと思います。子どものために少しでも良い治療をやってくれ、という親御さんも多いですし……」水野が付け加えた。

「はい。特に他に有効な治療法がない場合には、可能性がどんなに低くてもやる、ということが普通になりますから、エビデンスがないままさらにこの治療法が普及していくことになるわけです」

「なるほど。確かにそうしたサイクルは起こりうるかもしれませんね。そうすると、緊急避難的に始まった新しい医療をどこかのタイミングでちゃんと研究のルートに乗せてあげることが大事になるわけですね？」火浦が土田に尋ねた。

「はい。その通りです。ただ、これが難しいのも事実ですよね。繰り返しになりますが、同じことをやっているのに、診療としてやっている場合にはわりと自由にやらせてもらえていて、それが研究に化けると急にハードルが高くなるわけです。だから、現実にはこの切り替えはなかなか難しい。それならいっそ、最初からすべて研究として実施を課してしまえ、という意見も出てくるわけです」

「確かに難しい……」水野と火浦は顔を見合わせた。

「ともあれ、これで私からの話はひと通り終わりです」土田はそう言って、ホワイトボードとタブレットを元の位置に戻した。「多少なりとも参考になる部分があれば良いのですが」

「もちろんです。先生、これからも時間があるときにまとめてお話を伺いにきてもよろしいでしょうか」と火浦が尋ねた。

「ええ、それは構いませんよ。実際、水野さんとは時々こんな感じでお会いしていますしね。良いですよね、水野さん？」

「はい、もちろん構いません」と水野が答えた。「委員会側だけの視点だと、どうしても偏ってしまいますので、研究者の先生が一緒に考えてくださるのはありがたいです」

「わかりました。ではまた何か決めなければいけないことが出てきたら連絡ください。私も準備しておきますので」

土田はそう答えて、席を立った。気づくともう夕方になっている。お辞儀をして部屋を出ていく二人を見ながら土田は思った。やれやれ、今週はこれでかなり時間をとられてしまったけれど、たまにはこういうのも悪くない。いつもは大人数相手の研修会で、あんまり細かい話はできないし、どうしてもルールの解説に偏りがちだからなあ。そうそうこんな機会はないとは思うけれど……。

しかし土田の予想は外れ、一週間後に早くも二人が別の話題で土田の部屋を訪ねてくることになるのだった。

研究と診療の区別　さらに学びたい人のために

第一話と第二話、いかがだったでしょうか。ここでは症例報告をめぐるゴタゴタから始まり、実験的な医療は研究なのか、という大きな問題までひと通りの議論を紹介しています。

研究と診療の区別は研究倫理の第一歩で、ここがまず理解できないと、そもそも研究倫理の必要性がわからない、ということになるので、とても大事なトピックです。より詳しい議論を知りたい方は、以下の書籍の第一章から第三章をお読みください。

- **田代志門「研究倫理とは何か――臨床医学研究と生命倫理」**（勁草書房、二〇一一年）

また、さらに個別の論点として手術手技や細胞治療の扱いについて知りたい人は、以下をお読みください。

- **田代志門「革新的治療をどう規制するか――研究倫理からのアプローチ」**（『Organ Biology』一五巻二号、二〇〇八年）
- **山本圭一郎・田代志門「再生医療の臨床研究と倫理――『医療革新』は研究か診療か」**『医薬ジャーナル』五〇巻八号、二〇一四年）

さらに、本書でも一部を紹介しているアメリカでの手術手技の扱いに関する議論についての詳細は、以下の文献が参考になります。

- Reitsma AM, Moreno JD (Eds.): Ethical Guidelines for Innovative Surgery. University Publishing Group, 2006.
- アンナ・マストロヤンニ（溜箭将之訳）「外科手術の技術革新——法的責任と規制」樋口範雄・土屋裕子編『生命倫理と法』所収（弘文堂、二〇〇五年）

その他、第二話で触れている「高難度新規医療技術等」については以下にコンパクトな説明があります。

- 田代志門「研究と診療の境界を考える——「革新的治療」の許容条件」井上悠輔・一家綱邦編『医学研究・臨床試験の倫理——わが国の事例に学ぶ』所収（日本評論社、二〇一八年）

なお、この後も繰り返し出てくる「ベルモント・レポート」と「ヘルシンキ宣言」からの引用は、以下の訳を参考にしつつ新たに訳出している場合があります。いずれも長くないものですので、一読をお勧めします。

- 生物医学・行動研究における被験者保護のための国家委員会（津谷喜一郎・光石忠敬・栗原千絵子訳）「ベルモント・レポート——研究における被験者保護のための倫理原則とガイドライン」（『臨床評価』二八巻三号、二〇〇一年）
- 世界医師会（日本医師会訳）「ヘルシンキ宣言——人間を対象とする医学研究の倫理的原則」（二〇一三年一〇月フォルタレザ総会（ブラジル）で修正）（https://www.med.or.jp/doctor/international/wma/helsinki.html　アクセス日：2020年8月6日）

第三話

誰のための説明文書？

インフォームド・コンセント［その1］

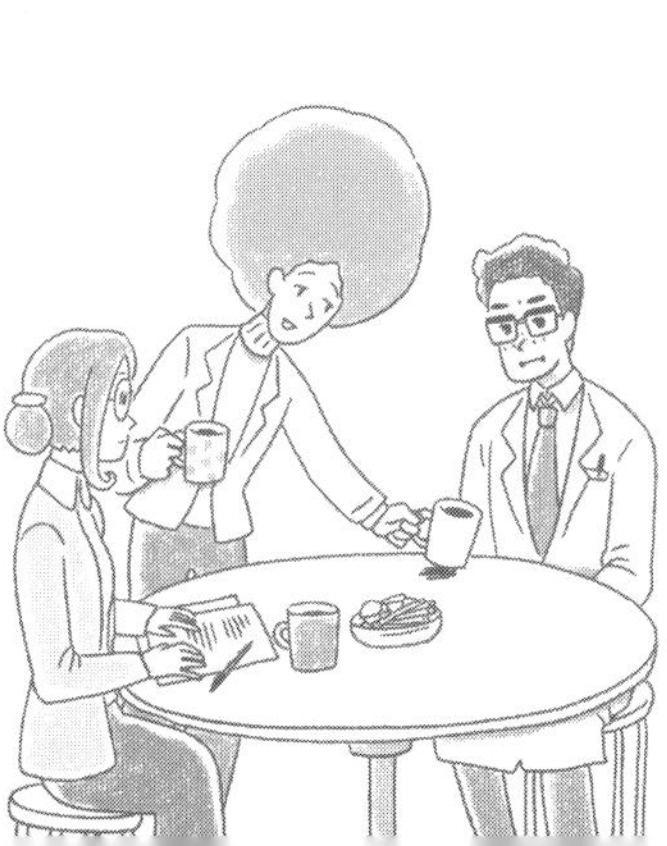

土田はなるべく午前中にはルーティンの予定を入れないようにしている。五年前に医学部に移ってから、会議や打ち合わせ、相談対応で湯水のように時間が消えてしまうので、せめて頭がはっきりしている朝の数時間は自分の仕事に使いたい、と思っているからだ。が、だいたい急な予定が入ってしまい、結局使えないのが常である。昔何かの本で、通勤中に論文を読んでいて面白かったら職場の駅でも降りずに読み続ける、という研究者の話を読んだことがあるが、そういう強い意志をもちたいものだ。

それにしても、日本の会議というのは本当に不思議だ。ものごとを決めるために開いているはずなのに、その場では大した議論は行われず、事前にほとんどのことが決まっている。むしろ、激しい議論が会議の場で起きると、なんだかうまくマネジメントされていないような気持ちになる。本当はそのための場所なのだが、実際には中身のある議論をしたり、重大な意思決定をしたりする場にならない。さらに困ったことに、年を経るごとに出るべき会議が増えていく。あまりの多さに、自分の出席している会議がわからなくなって、別会議と勘違いして延々と議題と関係のない発言をしてしまう人もいる始末だ。そんなわけで土田は会議に出るときは、黙って論文を読むようにしている。

ただし、倫理審査委員会は別だ。その場で議論の行方を注意深く見守り、ここぞというときはしっかり発言するよう心掛けている。自分の専門に近いということもあるが、倫理審査委員会は内輪の委員会ではなく、社会に開かれた公共的な場所であるべき、と考えているからだ。議論はかみ合うときもかみ合わないときもあるが、それなりに盛り上がり、ごく稀に新しい発見もある。ただ残念なのは、内部委員の多くが、この場を普段の病院の会議と同じく、単に座っているだけ、というスタイルでやり過ごそうとすることだろうか。

その倫理審査委員会の開催が来週に迫っているのだが、どうやら次回の審査で何か問題が発生したようだ。急遽昼から水野と火浦が来室して話をすることになり、今しがた部屋に招き入れたところだ。今回も火浦は少々憮然とした表情をしている。おそらく彼の関わっている研究の審査で何か問題が起きたのだろう。さて、今回もうまく着地点が見つかると良いのだが、と土田は思いながら水野に事情を説明するよう促した。

外部委員からの指摘

「土田先生、今日はちょっと説明文書の審査に関して質問があって火浦先生と一緒に来たんです。先生もご存じのように今回から当院の委員会の外部委員が大きく変わるんですが、委員会に先立って事前に書面での意見提出をお願いしたところ、新任の竹山委員と森川委員から説明文書に対して違う方向での指摘事項がきてしまって、事務局としてもちょっと困っているんです」

「違う方向、というとどういうことでしょうか？」土田が尋ねた。

「はい。竹山委員からの指摘は基本的には説明文書には研究参加によって患者さんが恩恵を被る可能性があるようなことは一切書くべきではない、という趣旨のものです。だから研究目的の説明のところで、試験治療にメリットがあるかもしれない、という表現をすべきではないし、そもそも説明文書で『治療』という言葉を使うと、確立した医療だと誤解してしまうから、『治療』という言葉も使わないほうが良いのではないか、とおっしゃっています。その代わりにリスクについては可能性が低いものもすべて羅列するように、と指摘されています。

それに対して、森川委員からは、今の説明文書では患者さんにどういうメリットがあるのかがわかりにくいから、もっとメリットを強調すべきだ、という指摘なんです。特に今回の説明文書だと、研究の利益や不利益の説明をするところで、研究参加に伴う特別の利益はない、と説明しているのはおかしいのではないか、患者さんは自分の病気の治療にとって何らかのメリットが見込めるからこそ研究に参加してくれるはずだ、とおっしゃっています。

私としては、もちろんいずれの指摘もちょっと極端で、これからどういうふうに調整し

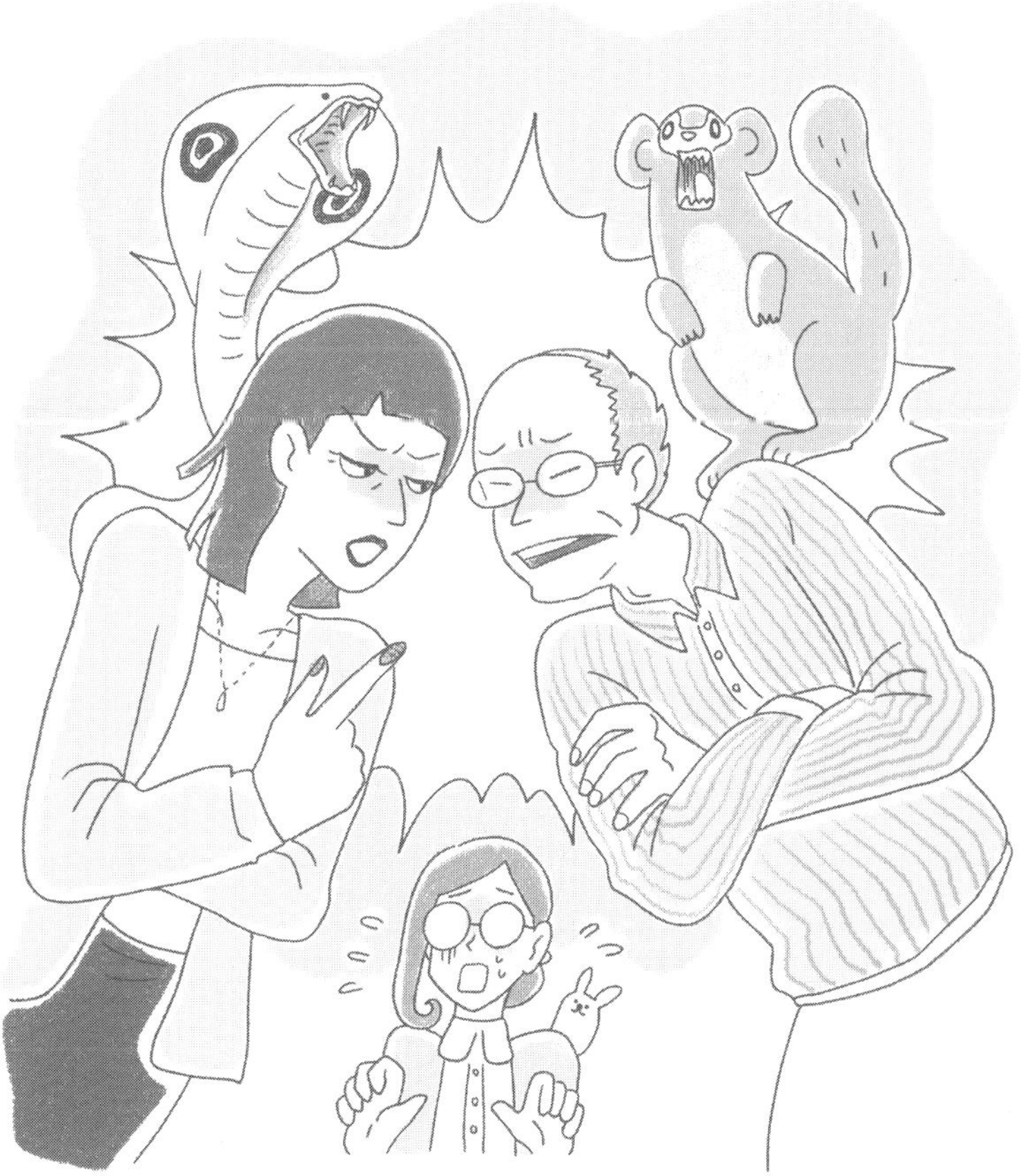

たらよいのか図りかねているのと、あとはお二人が指摘している表現はこれまで当院の委員会では定型的な文章として何度も審査を通しているので、今回から急に見直してよいものかと……」

水野は困った顔をして下を向いてしまった。

水野が事務局を担当している倫理審査委員会では通常、会議開催の二週間前に委員に審査資料が郵送され、一週間以内に各委員は研究者に確認したい内容を書面で提出することにしている。いわゆる「事前審査」と呼ばれるものだ。そうすることで当日までに研究者側が対応策を考えることができ、審査をスムーズに進められる、というのがその狙いである。もちろん、当日になってから新たな指摘が出てくることもあるが、すべて当日のやり取りだけでやっていた時代に比べると、格段に議論はまとまりやすくなった。それで、今回は大幅な委員の入れ替えがあったために新任の委員からたくさんの意見が届き、そのうちの一つが特に問題になっているようだ。

「それで火浦先生の診療科から研究計画書が出ているんですね？　火浦先生は事前の意見は見られたんですか？」

「はい」と火浦が答えた。

「診療科内でも一度話し合ったんですが、先ほど水野さんから話があったこと以外にも、大量の意見が送られてきて、その対応に困っています。しかも、そのなかには先ほどの『治療』の話もそうなんですが、これまで何の問題もなかった表現についても細かい指摘がたくさんされていて……。

ですから今のところ僕たちとしては修正に応じるつもりはありません。正直、こんな国語の添削みたいなことを繰り返しても患者さんのためになるとは思えませんし。研究デザインについてもよくわかっていない意見も出ています。委員になる人にはちゃんと臨床試験の勉強をしてきてほしいですよ」

火浦はどうやらすっかり対決モードに入ってしまったようだ。気持ちはわかるけれど、あまり感情的な対応をしなければ良いのだが、と思いつつ土田は続けた。

「なるほど。もちろん、委員からの指摘にはすべて対応しなければいけない、というものではないから、対応しない理由をはっきりさせて当日議論することで良いと思いますよ。特に委員が変わる時期は委員会の判断もブレがちですし、しっかり話し合いをする必要はあると思いますから」

実際、委員同士の意見がぶつかることもあるし、ときには委員が誤解に基づいていろいろな指摘をすることもある。事前審査はあくまでも事前の意見出しであって、審査そのものではないはずなので、過剰に反応する必要はない、というのが土田の持論だった。特に今回委員会の構成が大きく変わったので、委員会としての一貫性を保つためにはしばらく委員内部での議論も大事だろう。土田は水野にその辺りの事情を確認した。

「竹山さん、委員長の知り合いで一般委員として今回から委員会に参加していただく方ですよね？　ジャーナリストの方で、臨床研究や治験についても勉強されている方なので、いろいろとお考えもあるんだと思います。森川さんは患者会の方で、病院長から紹介してもらった方ですね。患者の立場で何かできることはないか、という思いもあるでしょうから、指摘をたくさんしてもらうこと自体は良いことですね。事前審査だと委員一人ひとりの意見がそのまま研究者側に渡ってしまうので、矛盾する意見も出てくるとは思うのですが、その辺りを当日ちゃんと議論できるようにしましょうか」

「はい。それで今日はそのためにも一度、土田先生に研究のインフォームド・コンセント（informed consent，ＩＣ）についてまとめて話をしてもらえないか、と考えているんです。特に、竹山委員のおっしゃるような研究だから試験治療のメリットを一切説明してはいけない、という主張をどのくらい真面目に受け取るべきか困っているんです。この間、研究と診療の区別の話をしていたときにも、一般的な医療のＩＣとの違い、みたいなことはおっしゃっていましたよね？」

「そうですね。確かにその話はしました。実際、診療の説明の際に本人にメリットを話さない、なんてことはありませんしね」と土田は答えた。

「僕もぜひ一度話を聞きたいです。先日は研究と診療の違いということで、倫理審査の必要性の話は理解できたのですが、じゃあ、例えばＩＣについても何か本質的な違いがあるのかがよくわからなくなってきました。自分のなかでは、患者さんに説明をする、同意をもらう、ということ自体、研究と診療で違うことをしている感じはあまりないですし。ただ今回、いつも使っている説明文書にいろいろと指摘をもらっていますし、もう一度考えてみるいい機会だとは思うので」

火浦も少し冷静になってきたようだ。

「そうですか。ではちょっと長くなるかもしれませんけれど、具体的な相談に行く前に、研究のＩＣについて、基本的なところから話をしてみますね。今回の『治療』という言葉に関する竹山さんの指摘もたぶん丁寧に解きほぐしたほうがいいと思うので」

そもそもICとは

「それでは、まず初めにものすごく基本的なところから確認していきましょう。日本に

ＩＣという概念が入ってきたのは一九九〇年代なんですが、実際に機能し始めるのは二〇〇〇年代で、その後、紆余曲折を経て今に至っています。

『紆余曲折』と言ったのは、一つにはＩＣの考え方自体が少しずつ変わってきているということもあるし、その一方で相変わらず全く理解されていないところもある、ということです」

「全く理解されていない、というのはどういうことでしょう？　今の医療者でＩＣを知らない人はいないと思うんですが」火浦が怪訝そうに尋ねた。

「そうですね。一番わかりやすい話からすると、私が病院のなかで仕事をするようになって一番驚いたのは『ＩＣ実施』という言葉なんです。カルテのなかにも書いてあるし、みんな日常的に『あの先生はＩＣが下手』とか『ＩＣに入ります』とか、『きちんとＩＣしたはずなのに』とか使いますよね。でもこれって間違ってますよね？」

「間違っている？」火浦が言った。

「はい。単純なところから話をすると、翻訳として間違っていますよね。informed consent という英語はそのまま訳せば『説明されたうえでの同意』という言葉ですから、当然ながら主語は『患者が』になるわけです」

「ああ、なるほど。『ＩＣ実施』だと医師が主語になってますね。医師が同意することはできませんから、確かに間違っています。でも、医療現場だと普通に使いますよね。なんでだろう？」

火浦は腕組みをして考え始めた。

「それはまあ単純な話で、昔日本ではＩＣの代わりに『ムンテラ』という言葉を使っていたわけです。ムンテラがうまい、とかムンテラが下手、とかいう言い方で」

土田が近くのホワイトボードを引き寄せて「mundtherapie」と書いた。

「ムンテラピー、和製独語らしいですが、あえて訳せば『言葉による治療』となりますかね。要はうまいこと言って患者さんを安心させる、という意味です。だから主体はあくまでも医師で、病名や病状を正確に伝えたり、ましてや患者の選択を尊重しようということを前提にした言葉ではなく、『言いくるめる』といった類の表現です。これがＩＣに置き換わったわけで、これはまあ、誤用と言えば誤用ですが、要は日本ではＩＣの本質が『説明』だと理解されていることを反映しているわけです」

「私も病棟にいたころは、『ＩＣ実施』という言葉に違和感を覚えずに使っていました。医療者として専門用語に慣れていくことがちょっと嬉しくて。今思うとちょっと恥ずかしいですね」水野がおずおずと述べた。

「でもよく考えたら医療現場ではよくあることですよね。『ＢＳＣ（best supportive

care)』とか『DNAR（do-not-attempt-resuscitation）』とか、アルファベットの略字で、お互いにわかったような気になっているけれど、実際には何を意味しているのか誰も正確に理解していないという……」火浦も思い当たる節があるようだ。

「カタカナ語がマジックワードとして機能してしまう、というのは医療の世界の話だけではないとは思うのですが、ちょっと話を戻しますと、ICの主体は誰か、といえば患者だ、というのは言葉の意味から理解できると思います。

それで、今日はそこから話を始めて、もう一歩先に行きたいんですね。要は患者側の同意や承諾が大事になってきた、その前提として医師からの丁寧な説明もセットになってきた、という流れがあるわけですが、この考え方もちょっと極端になると、必ずしも患者にとって望ましい医療ではなくなってしまいます」

「と言いますと?」火浦が尋ねた。

土田は近くにあったタブレットを引き寄せながら話を始めた。

「哲学者の清水哲郎さんが『説明―同意モデル』と『情報共有―合意モデル』との対比でこの辺りをわかりやすくまとめているので、これに沿って話してみましょう。『説明―同意モデル』というのは、ざっくり説明すると、『私説明する人』『あなた決める人』という役割分担を極端に進めたタイプのICの考え方です。医師の側には裁量権が、患者の側

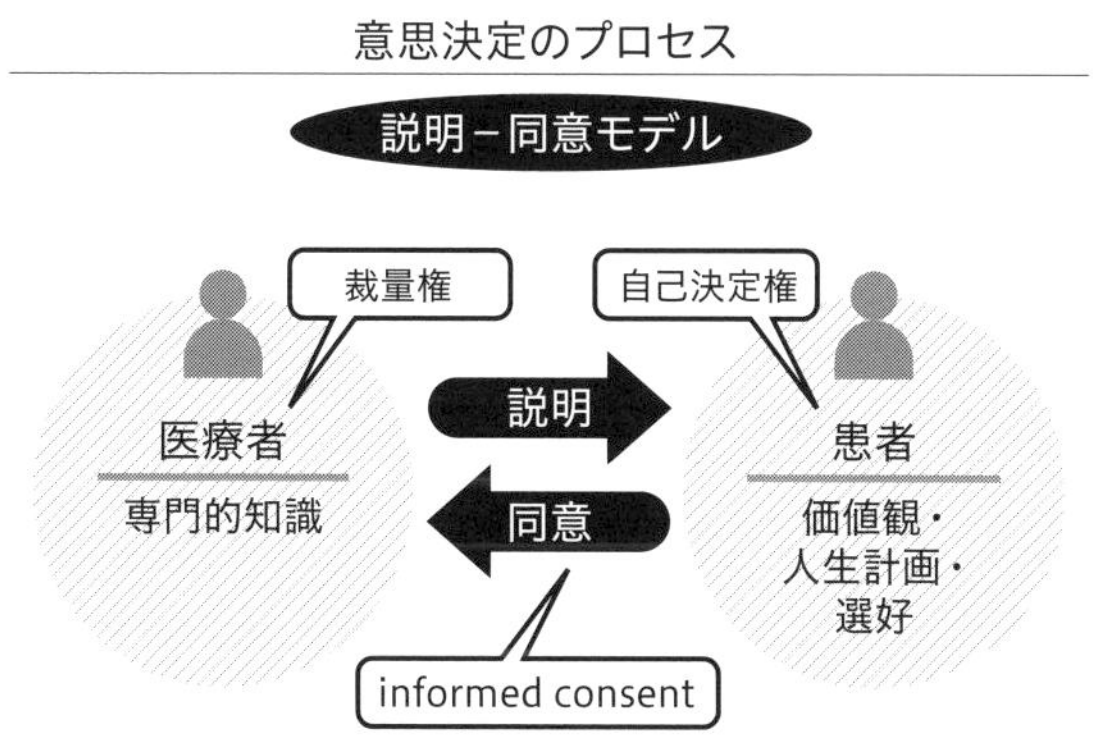

〔清水哲郎，臨床倫理プロジェクト：臨床倫理エッセンシャルズ 2016 年春版．p.14，東京大学大学院人文社会系研究科 死生学・応用倫理センター上廣講座 臨床倫理プロジェクト，2016 より一部改変〕

〔より詳しい内容はhttp://clinicalethics.ne.jp/cleth-prj/img/clethessent2016.pdf参照〕

には自己決定権があって、『説明』を医師が、『同意』を患者が担当する、というモデルですね」

「わかりやすいですね」と火浦がタブレットの図を見ながら言った。

「はい。実際、今でもこのモデルでＩＣを理解する医師はそれなりにいます。これはＩＣ＝説明という理解よりよほどマシなんですが、問題はこれが行き過ぎるとおかしなことが起きてしまう、ということです」

「でも、私がＣＲＣになったころにはそう教わったような記憶があるんですが……」と不安げに水野がつぶやいた。すかさず土田が続ける。

「ええ、あくまでも行き過ぎると、

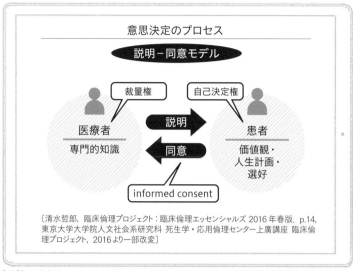

ということです。例えば、昔私が話を伺った患者さんのエピソードにこんなものがありました。七〇歳代の患者さんで胃がんの手術後にしばらく元気で暮らされていたのですが、あるとき検査で再発がわかったのです。その際、医師から『末期の状態で抗がん剤をしてもあと二年もつかどうかわからないが、早急に家族と相談して治療するかどうか決めてください』と言われ、家に帰された、と」

「ひどい。急な再発で現実を受け入れることも難しいのに……」と水野が言った。

「そうなんです。その患者さんも、ショックで頭がいっぱいのときに、一方的に抗がん剤治療の説明だけされて、あとは自分で決めなさい、と突き放されたような気がした、とおっしゃっていました」

「正直、そんなときに抗がん剤治療の詳細を説明されても覚えてないでしょうしね」火浦も続ける。

「はい。いずれにしても、『説明—同意モデル』をそのまま臨床に持ち込むと、こういうことが起きてしまいかねないわけです。あと、実は最初に話した『ＩＣ実施』という理解は『説明—同意モデル』と馴染むんですね。要は治療法の説明をしたら自分のターンは終わり、あとは患者が決めることなので医療の範囲外という整理になってしまうわけです。

これに対して『情報共有—合意モデル』というのは、もうちょっと複雑な考え方をする

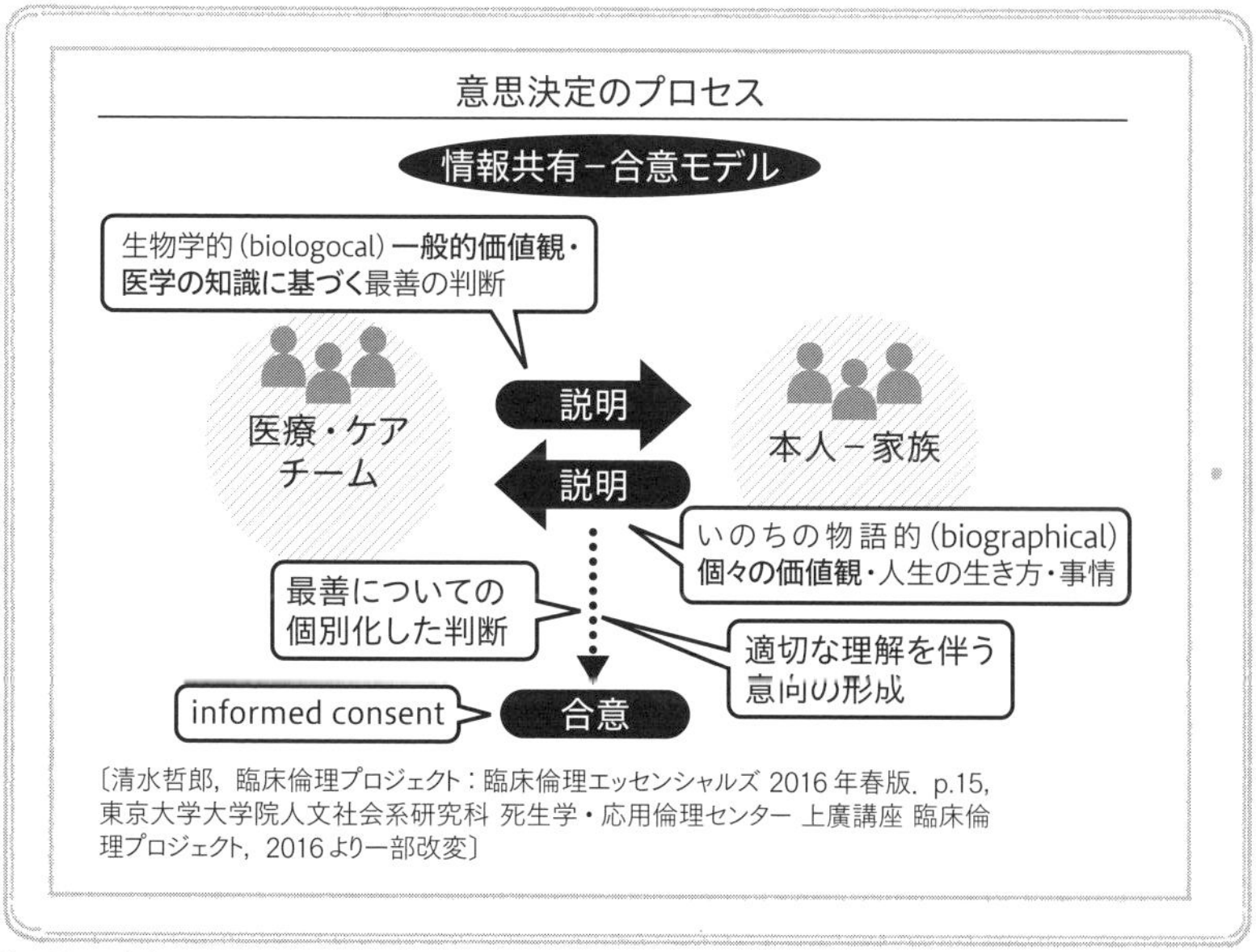

〔清水哲郎，臨床倫理プロジェクト：臨床倫理エッセンシャルズ 2016年春版．p.15，東京大学大学院人文社会系研究科 死生学・応用倫理センター 上廣講座 臨床倫理プロジェクト，2016より一部改変〕

〔より詳しい内容はhttp://clinicalethics.ne.jp/cleth-prj/img/clethessent2016.pdf参照〕

わけです。一つにはＩＣにおいて説明するのは医師だけではない、というのが入ってきます」

「どういうことでしょう」と火浦が尋ねた。

土田は次のスライドを二人に見せた。

「この図を見てもらうとわかるんですが、医師ももちろん、というよりは医療チーム全体として、になってくると思いますが説明はします。その説明は主に医学的なものですよね。

それに対して、患者・家族の側は自分の生活や人生の事情を

『説明』する役割があるわけです。例えば、医学的には今すぐ入院して手術しなければいけないかもしれないけれど、患者の側では、どうしても抜けられない仕事をしていて、三か月待ってほしい、とかそういう事情がありますよね。それで、医療者側もそういう事情を踏まえると、三か月は無理だけど一か月なら待ってもいい、とかいろいろな妥協案が出てくる訳です。

そういう情報のやり取りを通じてお互いに『合意』できる選択肢を絞り込んでいき、最後にその選択肢に対して患者が承諾をする、こういう一連のプロセスをＩＣと呼ぼう、というのが『情報共有—合意モデル』です」

「確かにいわれてみれば、僕らが普段やっているのもそんな感じですね。こちらから『お勧め』の治療法は提示しますが、本人にもいろいろな事情があるのでその辺りをうまく聞き出しながら、そのつど最適解を探っているというのが実際です。なので、こっちのモデルのほうがしっくりくるかもしれません」火浦は図の流れを確認しながら言った。

「ありがとうございます。今だと『共同意思決定（shared decision making）』とか呼ばれる流れがこれですね。そもそも日本がＩＣ概念を輸入してきたアメリカでは、すでに一九八〇年代から『プロセスとしてのＩＣ』ということがいわれています。医療上の意思決定を考える際に、最後に患者さんがサインをする、という『一点（イベント）』でＩＣ

を考えるのはおかしくて、そこに至る一連のプロセス込みで考えるべきだ、というものですね」


「でも先生、ちょっと気になることがあるんですが……」と水野がおずおずと切り出した。

「もともと私が『説明—同意モデル』的な考え方でＩＣを理解していたからかもしれないんですが、患者さんの同意が中心だ、というのも大事だと思っているんです。現実の医療現場ではまだまだ主治医に率直に自分のことを話せない患者さんもいますし、『共同意思決定』っていう話になると、なんだかその辺りが曖昧にされてしまいそうで不安です」

「ああ、良いこと言いますね、水野さん。そうですね。人によっては、今私が整理した『イベントからプロセスへ』『同意から合意へ』みたいな話を、『移行』ではなくて『平行』だ、と考える人もいますし、私も正確にはその理解のほうが妥当だとは思っています」

「『平行』というのはどういうことでしょう?」と水野が尋ねた。

「要は、ＩＣには二つの性格があって、それが折り重なっているのがＩＣの本質なんだ、という考え方です。法学者の唄孝一さんが代表ですかね。彼はＩＣには第一性格と第二性格があって、この二つは不可分なんだ、と説明しています」

土田は水野に別のスライドを見せた。

第一性格	第二性格
• 点として、eventとして	• processとして shared D.M.P.*
• 独立・平等	• 相補・協働・信頼
• 自己決定権	• well-being
• 肉体の完全性	
• talk at patient	• talk with patient
• 裁判規範・行為規範	• 行為規範
• 倫理+法	• 倫理・(法)
	• プロフェッションの自律規範

*D.M.P.: decision making process

〔唄 孝一：8 インフォームド・コンセントと医事法学．志したこと，求めたもの．p.61，日本評論社，2013より一部改変〕

「そうなんですね。私にはその説明のほうがしっくりきます」水野はスライドを見ながらうなずいた。

臨床研究におけるIC

「さて、ちょっと回り道しましたけれど、ここまでの話を前提に、研究のＩＣの特徴を考えてみたいと思います。この間も少し話しましたけど、まず歴史的にいえば、診療のＩＣと研究のＩＣは別々に発展してきました。

つまり、診療のＩＣが二〇世紀初頭のアメリカの医療訴訟のなかで確立してきたのに対し、研究のＩＣは第二次世界大戦後に国際的な宣言が出され、戦後各国で次第に発展してきたわけです。だから、同じことが問題になっているんですが、背景になっている議論は確かにちょっと違うんですよね。

あと一番大きな話としては、研究のＩＣがどうあるべきか、ということは、国際的な研究倫理ガイドラインや、各国のガイドラインや法律のなかで詳細に明文化されていることだと思います。日本でも倫理指針は法律で説明項目が指定されていたりしますけれど、こういうことは診療のＩＣでは考えにくいですね」

「すみません、ということは、研究のＩＣのほうが新しいものなんですか?」と火浦が尋ねた。

「はい、その通りです」と土田が答えた。「基本的には戦後、より正確に言えば一九七〇年代以降に固まってきたものです。だから二〇世紀初頭から議論のある診療のＩＣのほうが歴史は古いです」

「そうなんですね。何となく研究のＩＣのほうが歴史が古いのかと思っていました。研修会とかで古い人体実験の話とかを聞かされているからかもしれませんが……」火浦が不思議そうな顔で土田のほうを見た。

「なるほど。では、国際的なガイドラインの発展についても簡単に話しておきましょうか。まず最初によく挙げられるのが、一九四七年の『ニュルンベルク・コード』です。おそらく火浦先生が聞いたのもこの話かなと思います。これはナチス・ドイツの人体実験を反省するなかで作られたもので、世界で最初の人体実験に関する国際的なルールだといわれています。当時は捕虜を対象とする残虐な実験が問題になりましたから、まずは絶対的なルールとして『本人の自発的同意』が必須だと定めました。だからニュルンベルク・コードに従うと、代諾で実験してはいけないんですね。もっとはっきり言ってしまえば、例えば小さい子どもを対象とする研究は禁止、ということになります。

それに対して、続く世界医師会のヘルシンキ宣言では代諾による研究参加の道を開いています。一九六四年に最初の版が作られました。もう一つヘルシンキ宣言が大事なのは、『ＩＣ』という言葉を明示的に使い始めたことです。ただし、ＩＣという言葉が出てくるのは一九七五年改訂以降です。要は同意の前提として説明が必要だろう、ということがこの時期から研究でも国際的に共有され始めたわけです。

とはいえニュルンベルク・コードやヘルシンキ宣言は、良くも悪くもルールの羅列という印象が強く、何が拠って立つ原則であり、全体としてどのような構造のルールなのかがわかりにくいものでした。ヘルシンキ宣言は今でこそ小見出しが付けられて項目ごとに整理されていますが、これは二〇一三年以降のことに過ぎません。それに対して、今につながる現代的な研究倫理の枠組みを初めて示したのは、前回お話した一九七九年の『ベルモ

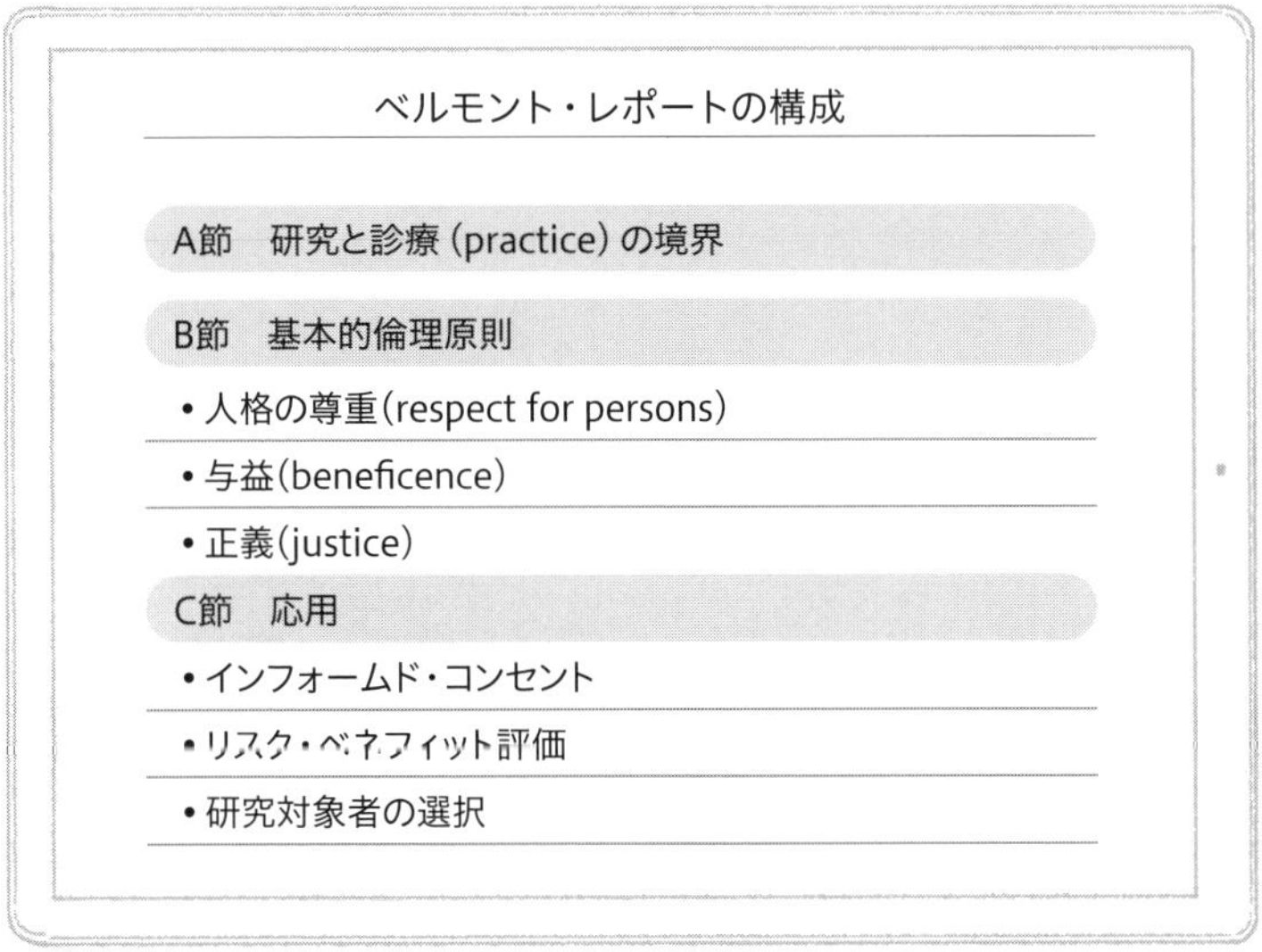
ベルモント・レポートの構成
A節　研究と診療（practice）の境界
B節　基本的倫理原則
• 人格の尊重（respect for persons）
• 与益（beneficence）
• 正義（justice）
C節　応用
• インフォームド・コンセント
• リスク・ベネフィット評価
• 研究対象者の選択

ント・レポート』なんです。

ちょっとこのスライドを見てもらえますか？」と土田は言って、タブレットを水野と火浦に見せた。

「レポートは三節に分かれているんですが、A節が前提ですね。それでB節が原則で、C節がそれぞれを応用したらどうなるか、という構成です。原則だけだと抽象的で研究者が具体的に何をすれば良いのかイメージが湧きにくいですが、応用まで示してくれているので、じゃあ実際何をすれば良いのか、というのが一応わかるようになっています。

ICに関して言えば、拠って立つ倫

理原則は『人格の尊重』、つまりは相手を人として尊重するという原則であって、ICが成立するためには三つの要件を満たす必要がある、と示しました」

「要件ですか」と火浦が言った。

「はい。具体的には『情報』『理解』『自発性』という三つの要件ですね。『情報』というのは、要は説明項目の話です。ベルモント・レポートはここで『合理的なボランティア(reasonable volunteer)』という基準を提案しています。普通の医療だと、まともな医師ならこの程度は説明すべき、とか、患者だったらこの程度は知りたいはず、といった基準で説明項目を設定するのですが、研究の場合は医師でも患者でもなく『ボランティア』を基準にすべきだという提案ですね」

「どういうことでしょう？　ちょっとわかりにくいですね」と火浦が尋ねた。

「前回の話と少し関係しますが、要は研究参加というのは、必ずしも自分のためにならないことを引き受ける、という側面があるわけで、それは何のためにやるのか、といえば『社会貢献』のためにやる、としかいえないわけですね。新しい薬の候補物質が本当に安全なのか、有効なのかを試して、その結果によって将来の患者がその薬が使えるようになる、という意味で『人のためになる』という活動なわけです。

これって、自分のためになることを引き受ける場合よりも、もうちょっと慎重な意思決定になりますよね？　そういった意味で『ボランティア基準』というのは医師基準や患者基準よりも厳しいと考えられているわけです」

「なるほど。それで残りが『理解』『自発性』になるんですね」と火浦が言った。

「はい。『理解』はなかなか難しい概念ですが、少なくとも研究者に対する要請としては、患者が理解できるように十分なコミュニケーションの量と質を確保することがまず第一です。また、もちろんですけれど相手の理解力に応じた説明を行ったり、十分理解したかどうかの確認をする、というのが大事ですね。ただし、これもすべての研究において濃淡なくするわけではなく、基本的には研究のリスクに応じて、ということにはなるかと思いますけれど。

これに対して、『自発性』は、強制や不当な誘因の排除だとされます。要は十分説明して理解していても、頭に拳銃を突き付けられた状態でした同意は有効じゃない、ということですね。具体的には上下関係や依存関係があるなかでの同意がまずは要注意ですし、利益を誇張したり、リスクを過小に見積もったりして研究参加に誘導するような場合もこれに該当するでしょうね」

説明文書の長文化問題

「土田先生、ちょっと質問があるんですが……」と水野が切り出した。

「前回、火浦先生もおっしゃっていましたが、最近の説明文書ってすごく長いんです。もちろん、臨床研究自体が複雑になっていることも原因なんでしょうけど、看護師の私でも理解できないような副作用の羅列があったり、同じようなことが繰り返し書かれていたり。もちろんその一方で相変わらず大事なことが全然書かれていない説明文書もあったりするので、事務局としても、どっちの方向に行ったらいいのか迷うところではあるんですが……」

火浦も続けて話し出した。

「今の水野さんの話ですが、僕も正直よくわからなくなっています。基本的には短くすっきり大事なことだけ書きたいんですが、指針や法律で事細かに項目が決められているので、冗長だなあと思いながらもその項目をなぞってしまいますし、あと倫理審査委員会でも結局『ここが足りない』『あれをもっと詳しく説明しろ』と言われて書き足していくと、どうしても長くなっちゃうんです。今回いただいている指摘もやっぱりそういうものが多くって」

「なるほど。それは大事な話ですね」と土田は二人のほうを向いて言った。

「説明文書がどんどん長くなって保険の約款みたいになってしまう、という課題は実は国際的にも共有されているんです。実際、いろいろ調べてみても、年々どの国でも説明文書が長くなっているのは事実で、その一方で記述の正確性は上がってきているんだけど、患者の理解という観点からは必ずしも望ましくない、ということがいわれています。国によっては、説明文書の長さを規制したり、本文がいくら長くてもいいけど、必ず冒頭に要約を付けるような規制を設ける国もあります」

「ああ、それは良いかもしれませんね」と火浦が答えた。「正直僕らが説明するときにも、大事な項目を重点的に拾って説明していますから、その部分が最初にくるのは良いことだと思います」

土田は話を続ける。

「結局のところ、提供する情報が多過ぎると患者理解を妨げ『木を森に隠す』ことにもなってしまうわけで、本当に大事なことが伝わらなくなってしまうのは元も子もないわけです。説明文書の長短で理解度を比較するような研究もいろいろ行われているんですが、少なくとも長い文書が良いとはいえなそうなんですね。だから、私個人は思い切って『削る』提案をするのも委員の役割の一つだと思っていますよ」

「確かに先生、時々この説明いらないんじゃないか、という指摘をされてますよね。そういう背景があったんですか」水野は少し驚いたように言った。

「ええ。まあ大体うまくいかないですけど……。他の委員から書き足せ、という指摘が入っているものに対して、やっぱり書き足すな、というのはなかなか言い難いですよね。私はまあ自分の役割かな、と思って言うこともありますけど、削る決定は難しいです。むしろ、あれ書け、これ書け、のほうが簡単ですからね」と土田は答えた。


「土田先生からすると特に大事な項目ってあるんでしょうか」と火浦が尋ねた。

「たぶん削るという話をするためには、そもそも何が大事なのか、という軸が要りそうなんですけれど」

「ああ。鋭い指摘ですね」と土田が答えた。

「完全に決まったものではないんですが、おそらく多くの人が最も重要だと思っているのは研究参加に伴うリスクや負担ですね。リスクについては細かくどこまで書くかは議論の余地がありますが、さしあたりは主要なもの、ということになるとは思います。とりあえず、研究参加の本質が『他人のためのリスクの引き受け』にあるとすれば、ここは外せ

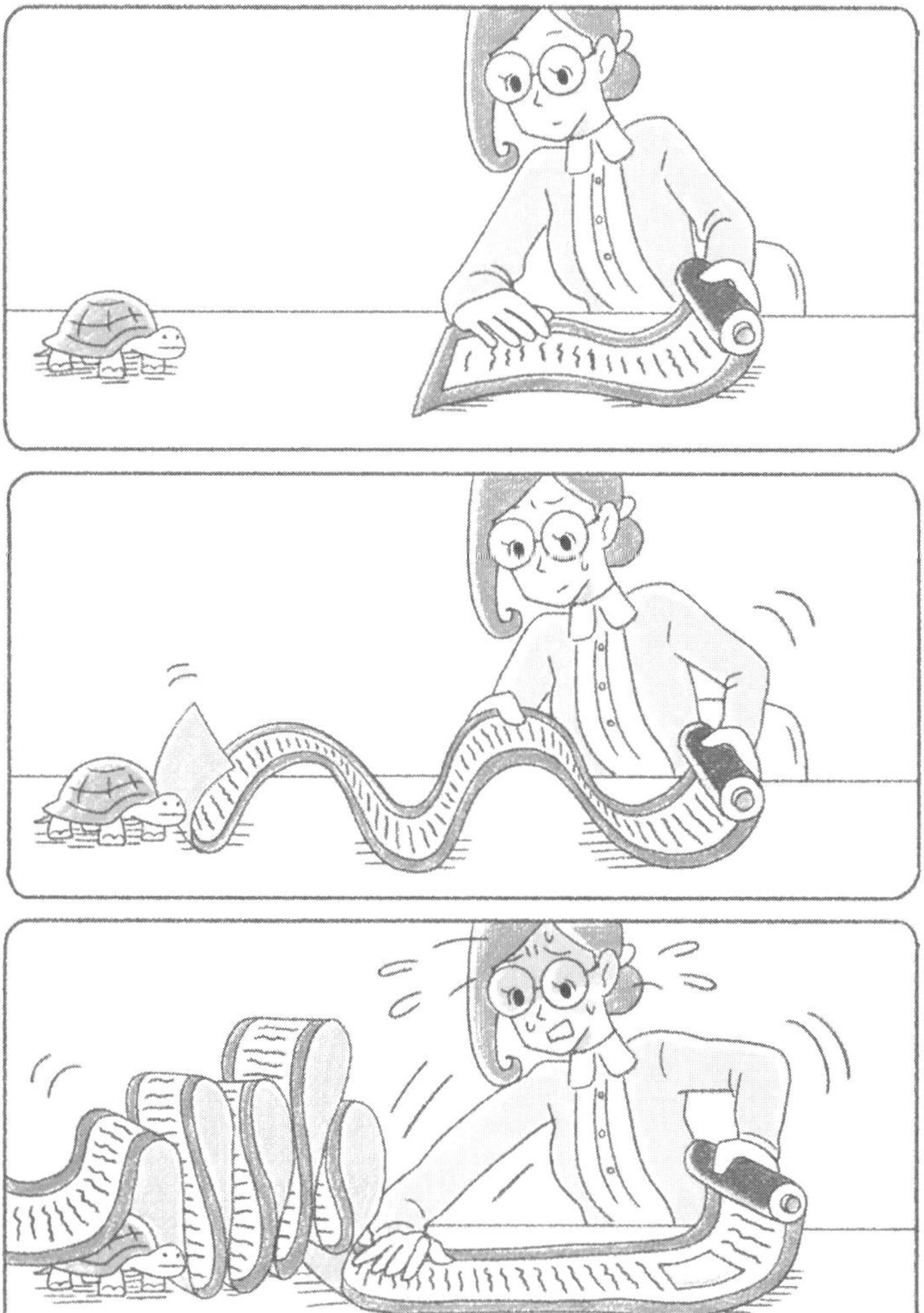

ないでしょう。

次は人によって立場が変わると思いますが、研究目的というか研究の意義でしょうか。ベルモント・レポートのいう『合理的なボランティア基準』を真面目にとるなら、これから参加する研究がどんな社会貢献につながるのか、ということを知ってもらうことは大事だと思うんですよね。だからまずはこの二つは大きいと思います」

火浦と水野が頷く。

「あともう一つの視点としては、これまでの研究で患者が理解しにくいことがよく知られている項目でしょうか。二つ挙げておきますね。一つ目は前回もお話しした『治療との誤解』の話です。要は研究参加を『自分のための治療』だと思ってしまう、というタイプの誤解で、一般的にはその誤解を正すために冒頭に『臨床研究とは』みたいな説明がありますね。今回の竹山委員の指摘もこれと関わっていると思いますから、後でちょっとゆっくり話します。

もう一つは、プラセボやランダム化です。先生たちが自分で提案する研究では対照群にプラセボを使うものはほとんどないと思いますが、ランダム化は普通に行われていますよね。ただこれはどちらも患者にとっては理解しにくいものです。

それはなぜ科学的にランダム化が必要か、とかプラセボが必要か、というロジックの説明がそれなりに難しい、ということもあるんですが、それ以上に、日常診療と臨床研究の区別がつきにくいことと関わっていると思うんですね。実臨床ではランダム割付しませんし、プラセボも仮に使うとしてもプラセボとは何ぞや、という説明をしてから使う医師はいませんよね。どちらも説明文書では定番の説明の仕方が確立していますけれど、多くの患者が理解しないはずだ、という前提を研究者が知っておくのは良いことだと思います」

土田は二人の顔を見ながら説明を続けた。

「さて、それでは改めて臨床研究におけるＩＣの特徴を整理しておきましょう。研究の場合、通常の診療よりも説明事項は多いですし、一般的にはより慎重に同意取得のプロセスを進めるべきだと考えられています。その理由としては、対象となる治療法は未確立なものが多いから、ということもありますが、目の前の患者の治療上の利益以外の目的が存在するから、ということが大きいわけです。『合理的なボランティア』という話ですね。

もちろん、だからといって説明文書の『保険の約款化』が良いわけではないので、常に患者の理解、という観点から説明内容は見直される必要はあります。ただこれに関しては ある意味、診療とも共通の課題でもあります。

もう一つ私が研究のＩＣの特徴だと思っているのは、通常の診療よりもイベント的な性格が強まる、という点です。というのも、患者はある一時点で特定の研究に参加するかしないかという二択を迫られ、それが決定的な重みをもってしまうからです。そもそも研究の場合は、ICプロセスのなかで、患者の個別のニーズに応じて試験治療を変更することはできません。日常の医療なら、ある薬を使っていて副作用がちょっと、ということになれば患者さんとコミュニケーションを取りながら減薬したり、薬を切り替えたりするわけですが、研究の場合は、そこでダメなら研究からは脱落して、普通の医療に戻ることになるわけです。

その意味では、患者から見た研究は、オーダーメイド（注文服）ではなく、あくまでもレディメイド（既製服）の世界なんだと思います。だからこそ、注文した後にちょっとずつ直してフィットさせていくというより、いま売られているものを買うか買わないか、という意思決定になるわけです。既製服は売り切れちゃうと買えなくなるので、タイミングも自分では決められませんしね。研究も募集期間や参加人数には枠があって、それを超えてしまえば参加できなくなりますから、その点でも似ています。

ただし、もちろん研究のICでもプロセス的な性格がなくなってしまうわけではないし、ICはあくまでも本人の意思決定プロセスを支援する過程であるという前提は同じです。じゃあ何が違うのかといえば、結局これも繰り返しになりますが、『目的が違う』ということに尽きるのではないかと思います。

要は、診療だと目的は患者自身の治癒やＱＯＬの維持・向上以外にはありませんから、患者個人のライフプランを軸として、医療者と患者が『共に決める』ことになるわけです。それに対して、研究の主な目的は医学的な知識の獲得ですから、究極的には研究者の研究計画を軸とするものなんです。この研究計画を患者側の個々の事情に応じてどんどん変えていくと、医療としては良いかもしれないけれど、研究としては科学的な妥当性が失われてしまうわけです。その点で、研究のＩＣでは普段と目的が違うことを共有する、ということに力点があるといえるかもしれません」

土田が時計を見ると、すでにお昼の時間に近づいていた。

「どうでしょう。もうお昼の時間ですから、この続きはお昼ご飯を食べてから、ということにしませんか？」と土田が二人に尋ねた。

「僕は大丈夫です。水野さんは？」と火浦が水野のほうを向いた。

「私も大丈夫です」と水野が答えた。

こうして三人は揃って土田の研究室から大学のカフェテリアに向かって歩き出した。

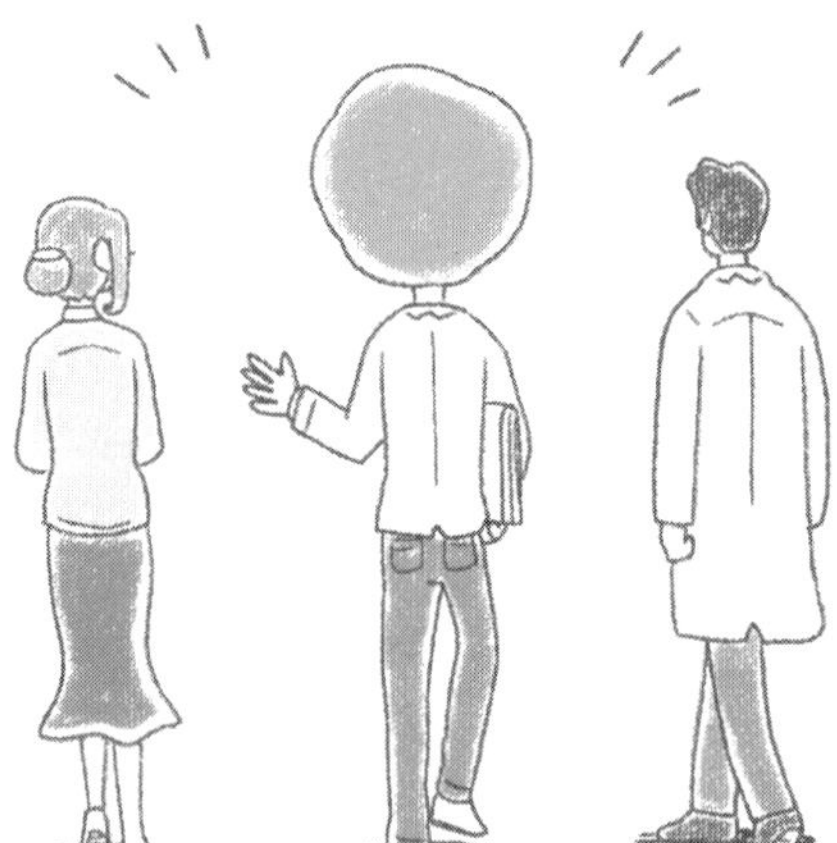

第四話

「治療との誤解」を考える

インフォームド・コンセント［その2］

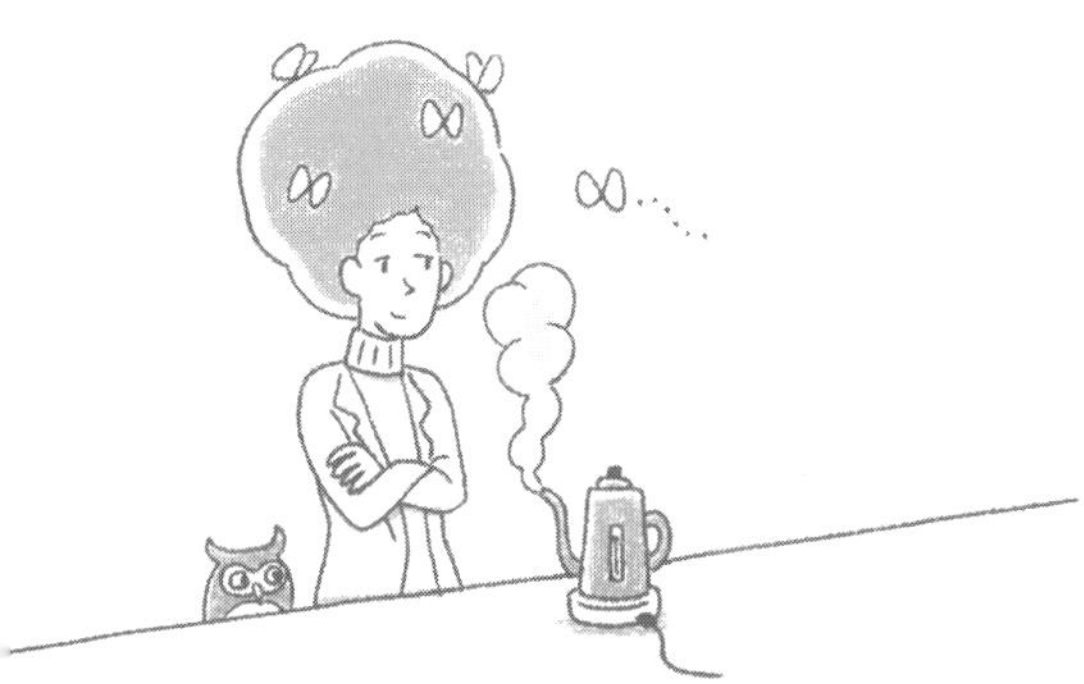

カフェテリアで食事を終えた三人は、部屋に戻ってコーヒーを飲みながら先ほどの続きをすることにした。何はともあれ、インフォームド・コンセント（ＩＣ）についての一般的な話はこの程度にしておき、具体的な問題に戻らなければならない。土田が切り出した。

「さて、それでは今回の竹山さんと森川さんからの指摘について少し考えてみたいと思います。水野さんが少し言っていましたけれど、倫理審査委員会で説明文書を見ていても、竹山さんの懸念も森川さんの懸念も当てはまるようなケースは実際あるわけです。要は、試験治療のメリットを書き過ぎる場合と書かなさ過ぎる場合どちらもあると。

例えば、患者さんからの採血がある基礎医学的な研究で、明らかに本人には治療上の利益がないにもかかわらず、そのことが明確に書かれていないものが時々ありますよね」

土田は水野のほうを向いて言った。

「はい。そうなんです」と水野が答えた。「この間も委員会で議論になりましたけれど、『あなたにとっての利益はほとんどありません』とか、曖昧な表現を使う先生もいます。『ほとんど』と書かれると少しはあるようなニュアンスになってしまうので、はっきりと『利益はない』と書くべきだという話になりましたけれど……」

「ええ、私もよく覚えています」と土田が言った。「それで、話を進める前に一つ確認しておきたいのですが、『利益』とか『メリット』とかの言葉の意味は、今回は研究に参加した患者さんにとっての治療上の利益を指すと理解してください。要は生存期間が延びるとか、症状が改善するとかそういう意味です。研究における利益とは何か、というのは結構厄介な問題なので、それはまたの機会に話しますので」

「わかりました」と水野が答えた。「私もここまではそういう意味で使っていると思います」

「ありがとうございます」と土田が言った。

「それで、今、水野さんが話していたケースだと、竹山さんのような指摘が大事な場合もありますよね。実際、この間も申請者の先生は当初『患者さんに渡す文書にそんな厳しい言葉を書くことはできない。研究がうまくいけば将来治療法が見つかって、それが使えるようになるかもしれないから、本人にメリットがないとはいえない』と主張されていましたよね」と土田は水野に向かって言った。

「いや、それはさすがに無理がありませんか」と火浦が口を挟んだ。

「ええ。当日の議論でも、それを認めてしまうと何でも本人に利益があることになってしまうし、難病の基礎的な研究だったので、『利益はない』という表現が妥当だという結論にはなりました」と水野が答えた。

「はい。私もさすがにこの手の『風が吹けば桶屋が儲かる』的に本人の利益を考えるのは止めたほうが良いと思います。その代わりに率直に病気の診断や治療に向けた研究が進むことに貢献しうる、ということを書いたほうが正直で良いですね。なので、普段の医療モードのままで倫理審査委員会に出席されて、ないものをあるかのように書くことが当然だと主張する申請者には『書き過ぎ』を指摘することは大事なんです。

ただその一方で、本人にとって治療上の利益が見込める場合であっても、そのことを書かない説明文書もありますよね。要は、これまでの研究で安全性は確かめられていて、有効性もかなり期待できそうな治療法だったり、海外ですでに良い成績が出ているような場合に、研究から利益が得られない、とまで書かれると、なんだか利益の過小評価のようにも思える場合もあるわけです。これが『書かなさ過ぎ』の問題です。

しかも、そういう説明文書を頭から読んでいくと、『この試験への参加は純粋なボランティアで、治療にプラスになるかはわかりません』『試験治療は研究に参加しなくてもできます』『今回の治療費は自分でお支払いください』『健康被害が生じても治療費は自分でお支払いください』『知的財産権については研究者に帰属します』等々の記載が続くわけです。そうなってくると、これは本当に理解した場合にどのくらいの患者が参加するんだろうか、とちょっと不安になりますよね。メリットを強調せよ、という森川さんの指摘はこの部分に関わっていると思います」土田はそう言って水野のほうを向いた。

「ええ、それもわかるんです。ただ、私がCRCをしていたときにも感じていたことなんですが、患者さんの期待がすごく大きい場合、やっぱりこの治療に効果があるんだ、と勘違いされそうな記載は少し気になります。ちょっとくらい控えめなほうが冷静に判断できるような気がするんですが……」

今度は火浦が話し始めた。

「うーん、どうだろう。水野さんの話もわかるけど、僕はやっぱり客観的に書けばいいと思うけどね。実際、研究者としては本人の利益になるだろうと思ってやっているわけだし、患者からすれば研究であっても治療の選択肢の一つであることに変わりはないと思います。だから、利益について敢えて控えめな書き方をすることはかえって不誠実だと思いますよ。

もちろん研究である以上、そこには本人の利益以外の目的が入っているのはその通りなんだけど、そこは倫理審査のようなプロセスで確認されているわけだし、ちょっと心配し過ぎじゃないかと」

「二人ともありがとう。今のは大事な議論だと思います。要は、治療上の利益を説明文書に詳述することで、試験治療に対して研究対象者が過剰な期待をもつことを避けたい、というのが竹山さんや水野さんの考えなんだと思います。それで前回も少し話したんだけど、研究倫理の世界では、『治療との誤解（therapeutic misconception）』と呼んでいる議論がこれに関わるので、少しその話をさせてください」

「治療との誤解」を防止する

「『治療との誤解』というのは、ざっくりと言えば、研究対象者が研究参加を『自分のための個別的な治療・ケアの提供』と混同してしまうのではないか、という懸念のことです。これはさらに一般化すれば、要は『ゆがめられた理解』に基づいて研究参加の意思決定を行った場合、それは果たして妥当なＩＣだといえるのか、という問いになるわけですね。ただその一方で、過去の調査からは研究対象者のほとんどが主に自分の治療上の利益を求めて研究参加していることが知られているのも事実です。特に他に治療法がない場合には、事実上研究への参加が『最後の手段』にもなっているわけで、そのこと自体を否定することは難しいですね」と言って土田は二人のほうを見た。

「はい。そもそも大学病院だとそういった先端的な医療を求めて患者さんが来ているわ

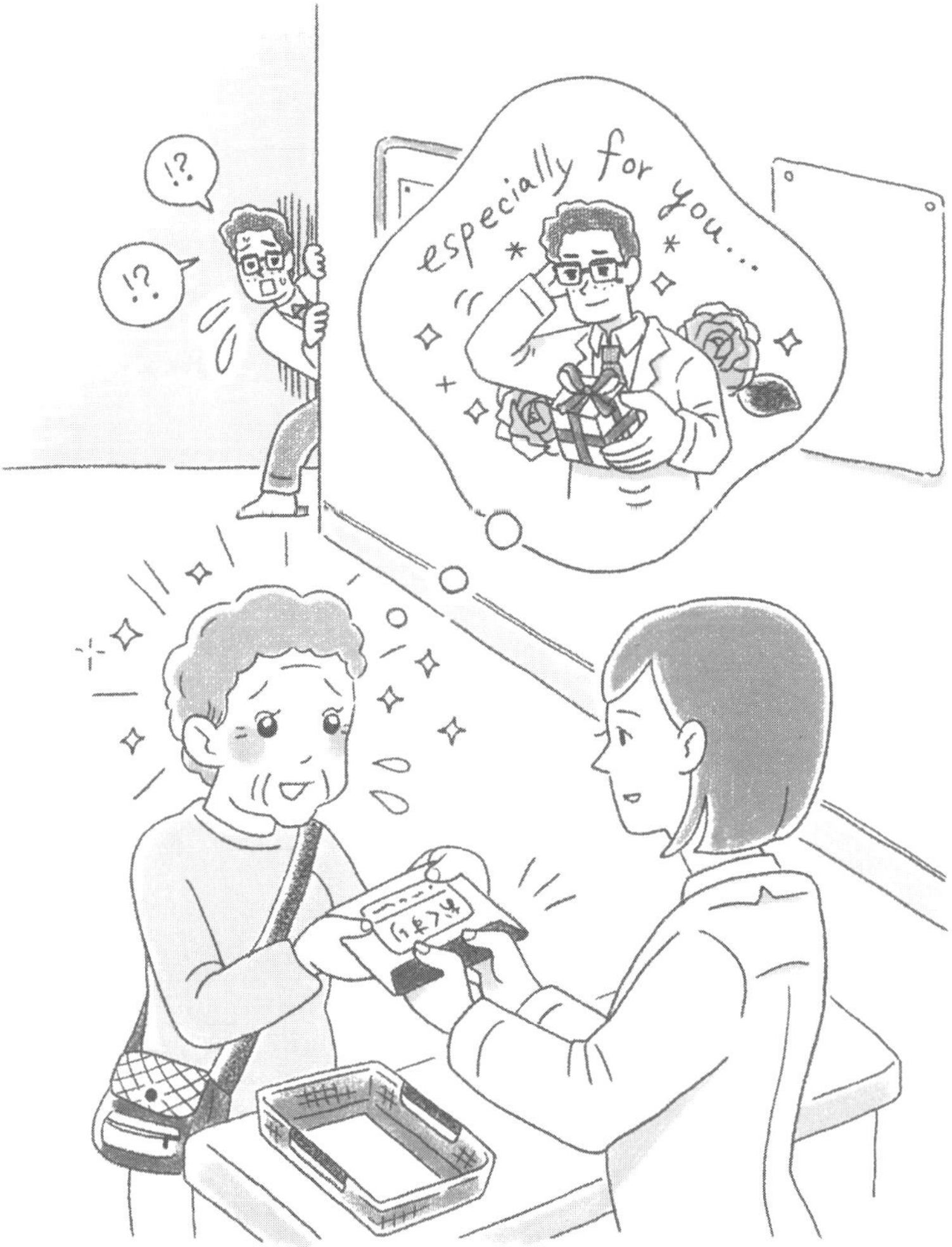
!?
!?
especially for you...
おくすり

けですし、実際、僕らに向かって何の実験台になってもいいから可能性のある治療をしてほしい、とおっしゃる方もいます」と火浦が言った。

「ええ。そうですね。それで、ちょっと具体的な話に行く前に、『治療との誤解』という概念について確認してみたいと思います。出発点は、統合失調症のプラセボ対照試験の研究対象者の理解度についての調査でした。調査を通じて、半数以上の患者が、『研究のあらゆる側面は本人に直接の利益をもたらすために考えられたもの』だと理解していることが発見されます。

これは当初、精神科領域で始まった調査だったので、精神疾患に固有の現象ではないか、とも考えられていたんですが、その後、類似の研究が様々な診療科で行われた結果、結局のところ、領域を問わず誤解が見られることが明らかになっていきます。

特によく知られているのは、抗がん剤の第I相試験における誤解です。お二人ともご存じのように、動物ではなく、初めて人に薬の候補となる物質を投与する場合、通常は患者ではなく、健康成人を対象としますよね。でも、抗がん剤の場合、健康成人に投与するわけにいかないので、患者に使うわけです。

とはいっても、第I相試験では、人の身体に入れて大丈夫なのか、どんなふうに代謝や排泄がされるのか、という基礎的な検討をすることが目的ですから、基本的に『効き目がある』ことはないわけです。健康成人の場合は、もともと完全なボランティアですから、『効くかもしれない』なんて思わないわけですけれど、抗がん剤は患者、しかもすでに標準治療が効かなくなった患者ですから、当然効果を期待するわけです。実際、抗がん剤の第Ⅰ相試験に関する過去の調査では、研究対象者の四分の三は治療的効果を期待して研究に参加していて、九割近くの研究対象者が研究目的を理解していない、という結果が得られています」

「九割ですか。それは相当ですね」と火浦が驚いたように言った。

「ええ、この手の調査はたくさん行われているんですが、予想をはるかに超える『誤解』が起きているようです」と土田は答えた。

「私がCRCとして働いていたときも、多くの患者さんが強い期待をもって研究参加を希望されていましたから、そういった誤解が多いのは不思議ではないと思います」と水野が続ける。

「水野さん、ちょうどいいコメントをしていただきました。実は、今の水野さんの発言が『治療との誤解』という概念をどう捉えるか、という点と深く関わっているんです」と土田は言った。

「どういうことでしょう?」と水野が不思議そうな顔で土田に尋ねた。

「はい。実は当初の『治療との誤解』は、結構狭い範囲のことを『誤解』と呼んでいたんですね。つまり、研究目的や研究手法、特にランダム化やプラセボといった参加に伴うデザイン上の制約を理解できないことがその中心でした。ランダム化やプラセボは、まず一般的な臨床では行われないことだし、『研究目的がある』ことを理解していなければ正確には理解不可能なことですからね。

それがだんだんと広がっていって、いつの間にか『研究参加の利益の過剰な見積もり』一般を意味して使用されるようになっていったんです。水野さんのさっきのコメントは、この広い定義の『治療との誤解』を懸念しているんだと思います」

「治療との誤解」を区別する

「それでここからは私の考えになりますが、私自身はこの二つの『誤解』はいずれも懸念としては大事なんだけど、はっきり分けて扱ったほうがいいと考えているんですね。実際、生命倫理学者のなかにも『治療との誤解』という概念が広がり過ぎて議論が混乱しているんじゃないか、という指摘があります。彼らは、今広がっている『治療との誤解』という概念は三つに分類できて、それぞれ深刻さの度合いや対応策が違うものだ、と言うんですね。私はこれはとても大事な議論だと考えています」と言って土田は持参したタブレットを開いた。

「ちょっと細かい表で申し訳ないんですが、要はここで提案されているのは、『狭い意味での治療との誤解』だけを『治療との誤解』と呼ぼうということです。研究参加が私のための特別な治療だ、と考えてしまうことがまずは大きな問題で、これはやっぱり誰がどう見ても倫理的に問題があるだろうと。

それに対して、利益を過大評価するとか、リスクを過小評価するとかという『広い意味での治療との誤解』は、『治療の誤評価』と呼びましょう、と彼らは提案しています。これについては、先ほどのように絶対に許容できないわけではなくて、倫理的には許容できる場合があるでしょう、というのがその大きな違いです。

また、彼らはもう一つ『治療楽観主義』というものも別に考えていて、これは利益やリスクを間違って理解しているわけじゃないんだけど、個人の信念として『自分は大丈夫』と考えるような場合のことをいっています。これは個人的な価値観の問題で、何か専門職が介入して是正すべき、といった問題じゃないよね、というのが彼らの結論です。結局のところ、ＩＣは自律的な意思決定の実現のためにあるわけだから、自律的な意思決定が侵害されている、とはっきりいえる場合にのみ限定して問題を考えよう、というものです」

「なるほど。面白いですね」と火浦が言った。

「今、先生のお話聞いていて思ったんですが、よく考えたら、ここで『治療の誤評価』や『治療楽観主義』と呼ばれているものって、日常診療でもよく起きてることですよね。どれだけ丁寧に情報提供しても、やはり人は自分の聞きたい話しか聞かないんだな、とい

	論理的重要性	例
	研究の性質を理解することは研究参加への自律的な意思決定にとって必要であるため、**ほぼ許容されない**	マークは抗がん剤の第Ⅰ相試験の目的は、彼を個人的に助けることにあると考えている
	害と利益の見込みを正確に理解することは研究参加への自律的な意思決定にとって必ずしも必要ではないため、**許容されることがある**	スーザンは抗がん剤の第Ⅰ相試験では30%の利益の可能性があると見積もっている。同様の研究のメタアナリシスは5%の研究対象者しか利益を得ないことを示している
	期待することは研究参加の意思決定の自律性には影響しないため、**常に許容される**	トーマスは自分は抗がん剤の第Ⅰ相試験から利益を得る5%に入るだろうと期待している

〔Horng S, Grady C: Misunderstanding in clinical research: distinguishing therapeutic misconception, therapeutic misestimation, and therapeutic optimism. IRB : Ethics & Human Research, 25(1): 11-6, 2003.〕

概念	定義	
治療との誤解 （therapeutic misconception）	研究対象者が研究と治療（clinical care）を混同する	
治療の誤評価 （therapeutic misestimation）	研究対象者がリスクを過小評価 and/or 利益を過大評価する	
治療楽観主義 （therapeutic optimism）	研究対象者が最も良い個人的な結果（best personal outcome）を期待する（hope）	

つも感じているところです。それに対して、医療者が介入して誤解を正す、というのはちょっとやり過ぎではないかな、と思っていたので、この整理はよくわかります」

「はい。火浦先生、さすがに鋭いですね」と土田が答えた。

「要は、研究目的を理解できないという話と、リスクや利益を正確に理解できないという話は性質が違っているので、実際には『誤解』を解こうとする手立ても違ってくる、と

	誤解の持続が許容される場合（是正する努力がされた後）
	• 研究デザインまたは処置が日常診療に非常に近い（例：第III相試験） • 研究対象者本人への利益の見込みが高い，または他に手段がない（特にリスクが低い場合）
	• 利益やリスクの誤評価が極端には大きくはなく、またそれが研究対象者の研究参加の意思決定の主要な要因になっていない場合

いうことがミソです。ちょっとこの表も見てもらってもいいですか？」

土田はタブレットのスライドを一つ送り、別の図を二人に見せた。

「ここではさらに詳細に、誤解を大きくする要因やその対策について説明されています。狭い意味での治療との誤解、つまり研究目的や研究方法についての誤解が起こりやすいのは、そもそも日常診療に近い研究デザインの試験です。標準治療同士の比較試験なんかは

誤解の種類	誤解の可能性を増大させる要因	誤解の可能性を最小化する戦略
治療との誤解	• 日常診療に近い研究デザインの試験 • 治療選択が限られている研究対象者 • 主治医等から研究参加を求められた研究対象者	• 研究の目的・処置（procedures）・特徴および日常診療との違いについての明確な説明（例：プラセボ対照、ランダム化、投与量の増加、追加の採血や撮像） • 試験参加以外の選択肢および参加の任意性についての慎重な話し合い • 研究目的と処置に関する研究対象者の理解を評価する明示的な計画 • 場合によっては、患者治療に関わっていない研究者による同意取得や同意のモニタリングの推奨
治療の誤評価	• 利益の見込みが低い、またはほぼない研究 • 治療を求めている研究対象者	• 潜在的なリスクや利益の確率（probability）や大きさについての詳細な情報（データがある場合） • データがないことによる不確実性とエビデンスに基づく確率に関連した不確実性の明確な区別 • 他の選択肢のリスクや利益との比較 • 多様な形態での確率に関するデータの提示 • 研究対象者のリスクと利益の見込みについての理解を評価し、誤解と楽観主義を区別するための明確なプラン

〔Horng S, Grady C：Misunderstanding in clinical research: distinguishing therapeutic misconception, therapeutic misestimation, and therapeutic optimism. IRB : Ethics & Human Research, 25(1): 11-6, 2003.〕

典型ですね。この誤解を小さくするための工夫は、日常診療との違いの説明に力点が置かれます。

それに対して、『治療の誤評価』のほうはどちらかといえば、そもそも治療上の利益が小さい研究への参加の場合に起こりがちです。それこそ、先ほど出てきていた抗がん剤の第Ⅰ相試験が典型でしょうか。これを防止する対策としても利益やリスクの詳細な説明が中心になります。そういった意味でもこの両者を区別することには意味があると思います。

それでもう一つは、先ほど火浦先生が言われた利益の過剰な見積もりにどの程度医療者が口を出すか、という問題ですけれど、これは立場が分かれますね。一つの立場としては、火浦先生がおっしゃったように、そもそもリスクや利益の『正しい理解』なるものが存在するのか、という指摘があります。結局のところ、その臨床研究に参加して、リスクや負担を身に引き受けるのは患者自身なわけですから、その立場以外に、例えば医師や薬剤師や生命倫理学者といった専門家が何かしらの『正しい理解』を提示することが可能なのか、という考え方ですね」

「でも土田先生、私はやっぱり引っかかるんですけど」と水野が言った。「そうはいっても、患者さんは実際には医療者よりも経験も知識もないなかで、急に意思決定を迫られていることが多いわけです。そういう追い詰められているときには正確な情報の理解が難しくなっているんじゃないかと思うんです。

それで、CRCとして働いていたときには、そんな患者さんの思いをいったん吐き出してもらったり、一度家に帰ってゆっくり考えてもらったりしながら、何とか本人が後悔しないような意思決定を、と考えていたので、何だか自分のやっていたことが無駄だったと言われているみたいで、ちょっと残念です」

「いやいや、水野さん、誤解しないでほしいんですが、彼らも『治療の誤評価』は常に許容される、とは言ってはいないんです」と土田が慌てて付け加えた。「先ほどの図にも書いてあるんだけど、許容されるのは『利益やリスクの誤評価が極端には大きくはなく、またそれが研究対象者の研究参加の意思決定の主要な要因になっていない場合』に限られています。だから、明らかに重大な事実誤認をしているとか、その誤解に基づいて研究に参加するかどうかを決めてしまっている、という場合には、もちろん問題になるわけです」

「そうなんですね。ちょっと安心しました」と水野は答えた。「でも先生、私『治療楽観主義』のほうも常に問題はない、と言い切るのも不安です。それは本人の人生観の問題かもしれないですけど、やっぱり後悔するんじゃないかな、と思うことも多くて」

「というと、どんな場合でしょうか？」と土田が尋ねた。

「はい。私はがんの臨床試験に関わることが多かったんですが、やっぱり標準治療が無効になった患者さんが多く参加されていて、すごく大きな期待をもって病院に来られるんですよね。その場合、例えば研究に参加することで、その時間を他に使えなくなってしまって、家族は本当に良いんだろうか、とか考えることも多かったです。あと、ランダム化比較試験の場合にも、『自分は絶対に〈当たり〉を引くから』なんておっしゃる患者さんもいて、もう一度冷静に考えてほしいな、と思うこともありました」と水野が答えた。

「うーん、でもそれってやっぱり水野さんの価値観なんじゃないの」と火浦が水野のほうを向いて言った。「もちろん、僕も明らかに甚だしい事実誤認をしている場合は、時間をかけて理解の確認はするけど、本人が『これにかけたい』ってはっきり言っている場合は、それを『誤解』だとか『誤評価』だとかっていうのは、ちょっと余計なお世話っていうか、パターナリズムなんじゃないかと思うんだけどね」

「まあまあ、ここは判断が分かれるところだから、意見が一致しないのは当然だと思いますよ」土田が二人のほうを向いて言った。「実際、水野さんが言うように治療楽観主義が常に許容される、というのは言い過ぎで、必要な場合には意思決定にちゃんと介入すべきだ、と考える人たちもいます。もっとも程度問題にしたとしても、じゃあどこまでいったら問題なのか、という判断はなかなか難しいですけれど、この辺はもう具体的なケースに応じて考えるしかないのかな、とは思いますが……」

外部委員の指摘再考

「さて、それはともかく最初の話に戻りましょうか。まず確認しておきたいんですけれど、今回火浦先生のところから出ているのはどんな研究でしたっけ？」と土田は火浦に尋ねた。

「はい。僕らの研究は第Ⅱ相試験で、抗がん剤治療の際に使う吐き気止めに加えて、Aという薬を上乗せすることで、より吐き気が収まり、抗がん剤治療が最後までしっかりできるようになるのではないか、と考えて行うものです。患者さんは三〇例ずつで、対照群にはプラセボを投与します。海外ではすでに標準的に行われているのですが、日本ではこれまであまり使用経験もなく、適切な用量もわかっていないので、これをきっかけにちゃんと使えるようになればいいなと思っています。

それで、竹山委員からの指摘ですけれど、説明文書で海外ではすでに広く使われている、とか、吐き気が治まって抗がん剤治療が最後までできる可能性がある、といった記述もそうですが、全体的にまだ明確ではないのに、Aという薬を使うことを『この治療では』といった表現を使うこと自体が不適切ではないか、というものです」

「確認ですけれど、このAという薬はすでに日常的に使われているものですか？」と土田が尋ねた。

「はい。広く使われています」と火浦が答えた。「ただ、別の病気の治療薬ですので、吐き気止めとして有効かどうかは日本ではまだはっきりしていません。既存の吐き気止めが効かない場合に使っている病院は幾つかあるそうで、当院でも使ったことはあります」

「なるほど。それで森川さんは何と言っているんでしょうか」と土田が尋ねた。

「森川委員からの指摘は、説明文書の利益と不利益をまとめたところの記載で、『いずれの群に割り振られても、特別な利益はありません』と書かれているのに対し、試験治療の場合にはより最適な治療が受けられる可能性があるのだから、そのことを明確に書くべきだ、という指摘です。ここの記載については他の委員からも同じような意見をいただいています」と火浦が答えた。

「わかりました」と土田が言った。「私のほうでは竹山さんのコメントを見たわけじゃないので、何とも言えないんですが、ひとまずは狭い意味での『治療との誤解』というよりは、『治療の誤評価』を問題にしているような印象ですね。なので、まずは研究対象になっている治療法の利益の見込みについて言及することや、『治療』という言葉を使うこと自体が不適切かどうか、ということから考えてみましょうか。

これに関していうと、臨床研究に関係する法律やガイドラインでも『利益』について書くことは求められているから、書くこと自体がダメ、ということはないといえそうですね。そのうえで、基本的に判断すべきなのは、利益の記述が意思決定をゆがめてしまうほどに『過剰かどうか』ということですね。水野さんはどう思いました？」と火浦が水野に尋ねた。

「そうですね。私は何か利益が誇張されている、とまでは思わなかったんですが、研究の背景のところで、海外では標準的という説明がかなり強調されていて、Aを使ったほうがいいのかな、という印象をもたれるかもしれないとは思いました」と水野が答えた。

「なるほど。ひょっとしたら竹山さんもその辺りが気になっていろいろな指摘をしているのかもしれないですね。ただ実際に治療経験もある薬のようだし、『治療』という言葉を削除する必要はあまり感じないですね。確かに海外では似たような議論はあるんですけれど……」と土田が言った。

「わかりました。確かに僕らのほうではAを使ったほうがいいだろう、という見込みのもとに今回の研究を計画していますから、背景の記載はちょっと力が入っているかもしれません。そういう趣旨の指摘なら対応は可能ですから一度検討してみます。

それでちょっと土田先生にお尋ねしたいんですが、海外で似たような議論がある、というのはどういうことなんでしょうか？」と火浦が尋ねた。

「はい。今回のようなすでに日常臨床で使用されている薬というよりは、新しい薬の試験の場合に、例えば『薬』という言葉自体がおかしいんじゃないか、という議論ですね。あくまでも『薬になる可能性のある物質』であって、『薬』と言ってしまうと、すでに安全性や有効性が確立した医療じゃないか、と思うだろうと。その点、確かに日本語の『治療』という言葉は微妙な使われ方をしていて、『効き目がある』ということを強く連想させるのは確かですよね。竹山さんはその辺りを気にしているんだとは思います。

ただ、先ほど整理したように、まず『治療との誤解』でしっかりと考えるべきなのは、研究目的や研究方法、特に研究方法による具体的な制約について患者が理解できなくなっ

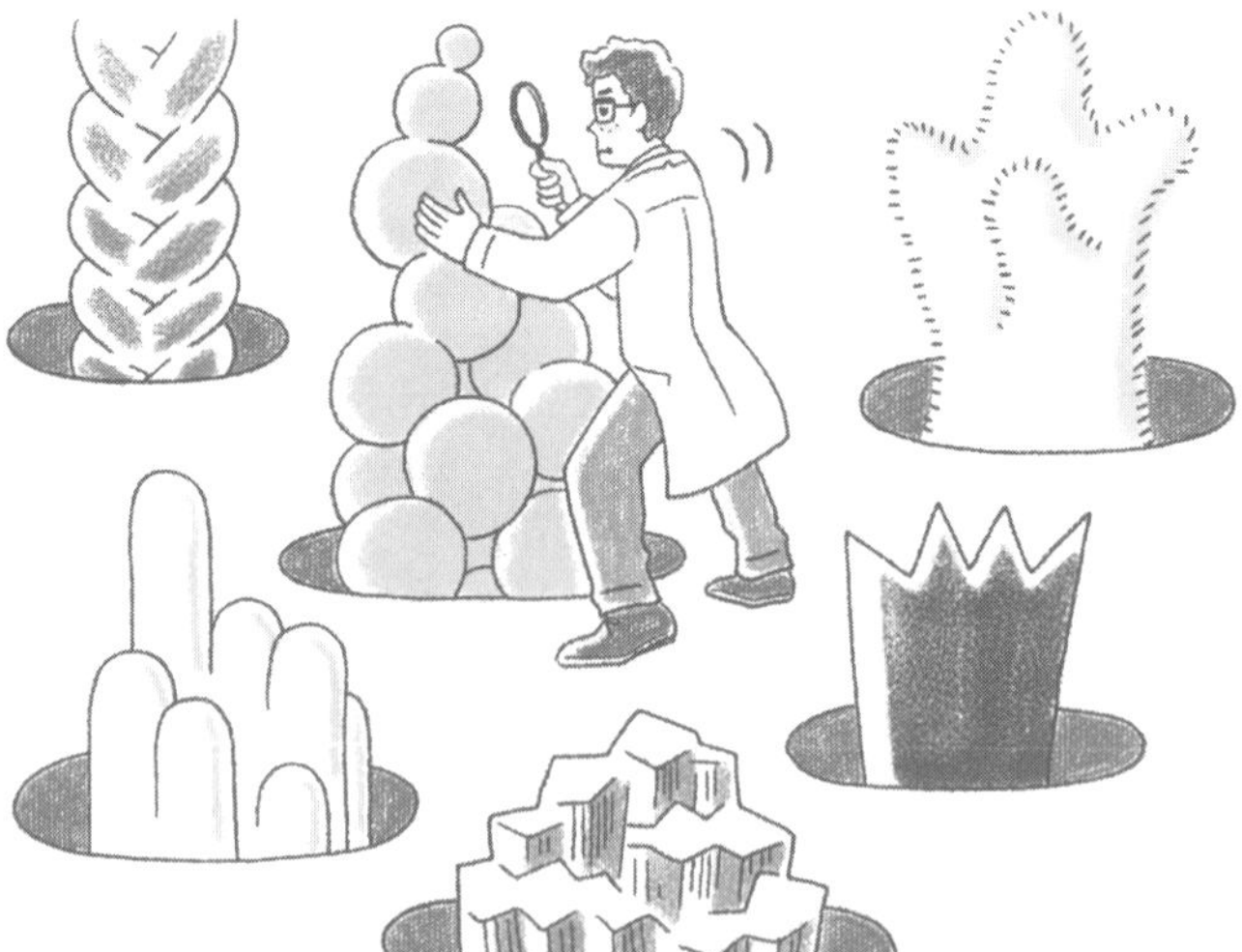

てしまうことなので、ここが大事だと思うんですよね。今回の試験デザインを見てみると、『治療との誤評価』で問題になるような直接の利益が見込みにくい研究というよりも、むしろ日常診療の枠内で行われる臨床試験なので、狭い意味での『治療との誤解』のほうが生じやすそうです。それでいえば、今回火浦先生のところの説明文書は大丈夫そうですか？」土田は火浦に尋ねた。

「そうですね。その点については大丈夫だと思います。説明文書の冒頭でこの治療法がまだ確立したものではなく、今回の研究を通じて有効性や安全性を検証していく段階にあることははっきりと書いていますし、ランダム化やプラセボについても可能な限りわかりやすく説明しているので、『自分のための特

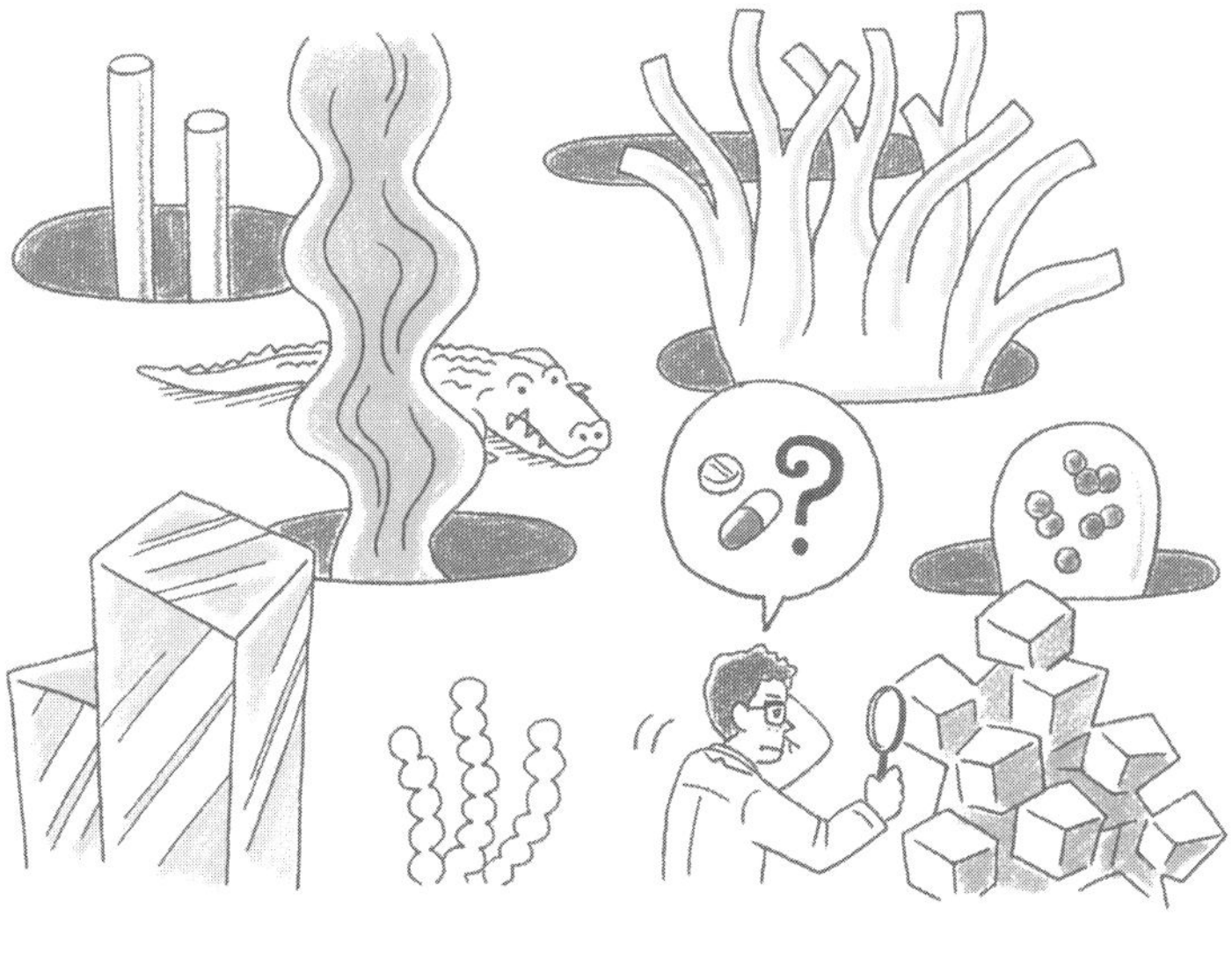

別な治療』だとは誤解されないと思います」と火浦が答えた。

「わかりました。じゃあ、今回問題になりうるとすればやはり『誤評価』のほうですね。この説明文書を読んだ患者さんがリスクや利益についてひどく外れた見込みをもってしまうとか、何か特定の方向に誘導される、ということがない限り、私は大きな問題はないと思います」

「それを聞いて安心しました」と火浦が答えた。「僕らのほうでもすっかり対決姿勢で委員会に乗り込もう、という気持ちになっていましたけれど、一度クールダウンして考えることができそうです」

「それで次に森川さんの指摘だけど、これはどうでしょうかね。確かに私もちょっとこの表現には引っかかるところがあります。そもそも二群に分かれているんだから、試験治療群と対照群で利益と不利益のバランスは違うんじゃないかと思うし、日常診療と同じ、というのはちょっと大雑把な感じがするんだけど」と土田が言った。

「そうですね。僕らとしては研究の背景や目的、方法のところで試験治療の説明は十分しているので、ここで改めて説明する必要はないかな、と考えたんです。それで実際には幾つかの施設で行われている治療法でもあるので、この研究に参加しないと受けられない、という治療でもないだろうと。だからまとめて書いたんですけれど、ダメでしょうか?」

と火浦が尋ねた。

「うーん。ダメかどうか、というのは微妙だけど、ちょっと親切じゃないな、とは思います。今回の場合、対照群はまさに今広く行われている標準治療なんだろうから、それについては日常診療と利益も不利益も一緒だ、というのはわかるけれど、試験治療はまだ国内で十分なエビデンスがなくて、場合によっては副作用だけ出る可能性もありますよね？だとすれば、『見込み』ではあるけれど、利益と不利益をちゃんと整理したほうが良いとは思いますけれど。

あともう一つ、不利益についていえば、少なくとも今回の研究に参加すると検査が増えたり、来院のタイミングが固定されたり、そういった実質的な負担の増加があるみたいなので、そこははっきり書かないといけないかな、とは思います」

「わかりました。その点は一度持ち帰って診療科で議論してみます」と火浦が答えた。

プラセボの「不利益」とは？

「あのー、ちょっと個人的に気になっていることがあるんですけれど、質問してもいいですか？」水野が横から尋ねた。土田は「もちろん、どうぞ」と答える。

「今回、先生たちの行う研究としては珍しく、プラセボを使うことになっているんですけれど、説明文書にプラセボの不利益っていうのは書かなくていいんでしょうか？」

「プラセボの不利益？　プラセボは活性がない物質なんだから、特に投与しても不利益はないですよね？」と火浦が怪訝そうに言った。

「はい。それはそうなんですけど、この試験に参加する患者さんはより適切な制吐剤治療が受けられるかもしれない、と思って参加するわけですよね。なのに、実際にはプラセボを長く飲み続けることになるっていうのが、何だか引っかかって。もちろん危険はないんですけど、利益や不利益として説明しなくていいのかな、と思ったもので」水野は自信なさそうに答えた。

「そうですね。水野さんの言いたいことはわかりますよ」と土田が言った。「ただ、ここも冷静に考える必要があると思うんですね。火浦先生が言ったように、プラセボ投与そのものに不利益があるとは通常考えないわけです。シャム手術のように実際には手術しないのに身体にメスを入れる、とかそういう場合には実際上の不利益が生じますけれど、日本だとあまりないですし、プラセボ投与自体が危害をもたらす可能性は通常は考えません。ではプラセボの不利益とは何か、と考えると、その正体は『標準治療が差し控えられること』なんですね」

二人は不思議そうに土田を見た。

「ええと、大前提としてプラセボ使用に関する倫理的配慮の話を確認しておいたほうが良いですね。例えばヘルシンキ宣言だと、プラセボ使用についてこんなふうに言っていますね」土田は手元のタブレットをしばらく検索して、以下の文言を二人に示した。

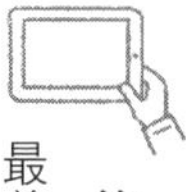

第三三項　新しい治療の利益、リスク、負担および有効性は、以下の場合を除き、最善と証明されている治療と比較考量されなければならない。

証明された治療が存在しない場合、プラセボの使用または無治療が認められる。あるいは、説得力があり科学的に健全な方法論的理由に基づき、最善と証明されたものより効果が劣る治療、プラセボの使用または無治療が、その治療の有効性あるいは安全性を決定するために必要な場合、そして、最善と証明されたものより効果が劣る治療、プラセボの使用または無治療の患者が、最善と証明された治療を受けなかった結果として重篤または回復不能な損害の付加的リスクを被ることがないと予想される場合。

この選択肢の乱用を避けるため徹底した配慮がなされなければならない。

「ちょっと堅苦しい表現ですけど、まず『以下の場合を除き、最善と証明されている治療と比較考量されなければならない』と最初に書いてありますから、基本的にはここで挙げられている二つの場合以外は、プラセボじゃなくて今の標準治療と比較すべき、というのがヘルシンキ宣言の今のスタンスですね。

それで許容される場合が二つに分かれているんですが、一つ目は単純で、『証明された治療』が存在しない場合です。この場合、そもそも『何もしない』ことが標準治療ですから、プラセボと比較することに問題はないよ、と言っています。これは良いですね」と土田は二人を見た。

火浦と水野が頷く。

「それで問題になるのは、標準治療があるにもかかわらず、プラセボを使う場合になるわけですが、その条件が二つあるわけです。一つ目が『科学的に健全な方法論的理由』、つまり、科学的評価のためにはプラセボを使うことがどうしても必要、という条件です。例えば、不眠とかうつとか痛みのような主観的な症状に対する治療薬の場合、そもそもプラセボ効果が大きいので、本当の薬の効果を評価するためにはプラセボ群が必要だ、ということになるわけです。これは基本的には研究方法論上の要請ですね。

これに対して、二つ目の条件は『重篤または回復不能な損害の付加的リスクを被ることがない』というものです。これは例えば、鼻炎の治療薬のようにリスクが低い場合にプラセボを使うのは気にしないけど、抗がん剤みたいに明らかに命に関わる場合はダメでしょう、という私たちの直観に合致するものです。ただ実際には、その間にあるものの判断が難しくて、例えば抗うつ剤や降圧剤の臨床試験におけるプラセボ使用については、必ずしも見解は一致していません。

それで、こういう論争的な場合には、実際にはプラセボ使用によってその期間無治療となることで大きなリスクが追加されないような手立てが整っているかどうか、が議論されます。例えば、専門医が丁寧に患者さんを見ていて、少しでもまずそうだと思ったらすぐに研究参加を止めて治療を開始できるとか、そういったセーフガードですね。つまり、プラセボの不利益、というのはプラセボ投与そのものではなくて、プラセボ投与によって差し控えられる標準治療がある場合には、それを差し控えられることのリスク、なんですね」

と土田が言った。

「なるほど。要は普段と逆の発想をしないといけないんですね」と火浦が頷きながら答えた。

「そうなんです」と土田が答えた。「普段私たちが研究のリスクを考えるときには、試験対象になっている治療を『すること』で発生するリスクを考えるわけなんですが、プラセボの場合はそうじゃなくて『しないこと』のリスクを考えることになるので、頭が混乱するんですね。

それで、今回のケースを確認しておきたいんですが、これって実は純粋なプラセボ対照試験ではないですよね？」

「と言いますと？」火浦は怪訝な顔で答えた。

「いわゆる『上乗せ試験』といわれるもので、日常診療で使われている吐き気止めは全員に使いつつ、試験治療群はそれに『上乗せ』してAを使う、というタイプのものです。だから、全くの無治療群は存在していません。また、少なくとも日本ではAを上乗せで使うことが標準治療ではないので、プラセボ群の患者も『何かを差し控えられている』わけではないわけです」と土田が答えた。

「私、わかりました」しばらく二人のやりとりを聞いていた水野が言った。「確かに先生のおっしゃる通り、この試験ではプラセボ投与の不利益というのは存在しなさそうです。むしろ私が気にしていたのは、今実際には幾つかの施設でAが追加で使われているとすれば、この研究に参加したことで、プラセボ群に割り当てられた患者はAが使えなくなる、その可能性なんだと思います」

「今、水野さんが言ったことは確かにその通りです」と火浦が言った。「僕らの診療科でも議論になりました。今回、プラセボ群に割り当てられるとAが使えなくなるのですが、実際には治療経過のなかでAを使いたいという場合も出てくるだろうという話になり、その場合は試験を途中で降りてもらって使う、ということにしようという話にしているんです」

「そうなんですね。じゃあその点も不安はなさそうです」水野は安心したようだ。

「はい。二人ともありがとうございました。おかげで大事な議論ができたように思います。委員が交代すると、これまで指摘されなかったことが指摘されたりして、研究者も事務局も戸惑うことがあると思うのですが、自分たちの『当たり前』を見直すいい機会になることもあります。

それと、委員が言ったことは『神様の言葉』ではないんだから、委員会で冷静に議論しながら、委員会の総意としての指摘は何なのか、を固めていくことが大事ですね。竹山さんも森川さんも初めての経験で何をどう指摘したらいいのかはまだまだ掴めていないとは思いますが、それぞれ面白いところを見てくれていると思いますので、当日の議論を楽しみにしています。ということで今日はお開きにしましょうか」

三人ともコーヒーカップは空になり、ふと気づくと時計は午後二時を回りかけていた。

「先生、それは良いんですが、今日最後のほうに話題になったプラセボの話もそうなんですが、説明文書にどう書くか、という問題以前に試験デザインを組むときにヒントになるような話があったので、もう少し続きを聞きたいんですが」と火浦が言った。

「そうですね。確かにあの話はＩＣの話というよりは、いわゆる『リスク・ベネフィット評価』の話に食い込んでしまっていました。そうしたら、今度はその話題にしましょうか」

「私もすごく興味があります。実際、どこまでリスクが許容できるのか、日々悩んでいるので」水野も賛成のようだ。

「わかりました。そうですね。来月の倫理審査委員会の後にでも、私の部屋で少しお話しましょうか」と土田が答えた。

火浦と水野を見送って土田は席に着いた。今日もずいぶん長い時間話し込んでしまったが、二人とも理解が早くてありがたい。この調子だと次回の倫理審査委員会もそこまで大きく荒れずに済みそうだ。それはともかく、次の月はまた別の話をすることを約束してしまったが、少し準備が必要だな……。

土田は久しぶりに関係する論文の入ったファイルを開いて、論文を読み始めた。

インフォームド・コンセント　さらに学びたい人のために

第三話と第四話では、研究倫理においても最もポピュラーなトピックである「インフォームド・コンセント」を取り上げました。インフォームド・コンセント一般については多くの書籍が出版されていますが、古典という意味ではまず以下を読むのが良いと思います。

R・フェイドン／T・ビーチャム（酒井忠昭・秦洋一訳）『インフォームド・コンセント――患者の選択』（みすず書房、一九九四年）

そのうえで、インフォームド・コンセント概念の日本への導入の経緯について詳しく知りたい方は、以下をあわせて読むことをお勧めします。

ロバート・B・レフラー（長澤道行訳）『日本の医療と法――インフォームドコンセント・ルネッサンス』（勁草書房、二〇〇二年）

また、第三話で紹介した「情報共有―合意モデル」の哲学的な解説については、以下の書籍を参照してください。

清水哲郎『医療現場に臨む哲学』（勁草書房、一九九七年）

以上は研究のインフォームド・コンセントに限定した話ではありませんが、ここからは研究倫理に限定した文献を紹介していきます。

まずはインフォームド・コンセントに関する実証研究のまとまったレビューとしては以下のものがあります。内容的には少し古いものですが、全体像を掴むには良いと思います。

Flory JH, Wendler D, Emanuel EJ, "Empirical Issues in Informed Consent for Research," In Emanuel EJ, Grady C, Crouch RA, et al.(Eds.), The Oxford Textbook of Clinical Research Ethics, Oxford University Press, 645-60, 2008.

また、第四話で扱った「治療との誤解」に関しては、入口として以下の第四章を読んでみてください。

田代志門『研究倫理とは何か――臨床医学研究と生命倫理』(勁草書房、二〇一一年)

あわせて、「治療との誤解」を題材とした映像教材があるので、視聴をお勧めします。『ICR臨床研究入門』のウェブサイトで登録すれば誰でも視聴可能です。「事例から学ぶ研究倫理(滋賀医科大学作成)」というタグが付いています。(https://www.icrweb.jp/course/list.php#a53 アクセス日:2020年10月8日)

滋賀医科大学研究倫理DVD教材
事例3 研究目的の誤解――がん再発予防の臨床試験を例に

なお、右記のDVD教材および本書で依拠している「治療との誤解」「治療の誤評価」「治療楽観主義」の三つの概念の区別に関する論文は以下のものです。

◆ Horng S, Grady C, "Misunderstanding in Clinical Research : Distinguishing Therapeutic Misconception, Therapeutic Misestimation, and Therapeutic Optimism," IRB : Ethics & Human Research, 25(1): 11-6, 2003.

「治療との誤解」についてはその他様々な論文が出版されていますが、まとまったレビューとしては以下のものがあります。こちらも少々古いものですが、全体像を掴むには良いと思います。「治療との誤解」と「治療の誤評価」との区別が別の形で整理されています。

◆ Appelbaum PS, Lids CW, "The Therapeutic Misconception," In Emanuel EJ, Grady C, Crouch RA, et al. (Eds.), The Oxford Textbook of Clinical Research Ethics, Oxford University Press, 633-44, 2008.

その他、第四話の最後ではプラセボ対照試験について扱っています。プラセボ対照試験についても数多くの議論がありますが、まずは入口として以下をお読みください。

◆ 田代志門「医薬品の臨床試験と倫理——ランダム化とプラセボの許容条件」(『医薬ジャーナル』(五〇巻八号、二〇一四年)

第五話

利益と不利益を数え上げる

リスク・ベネフィット評価［その1］

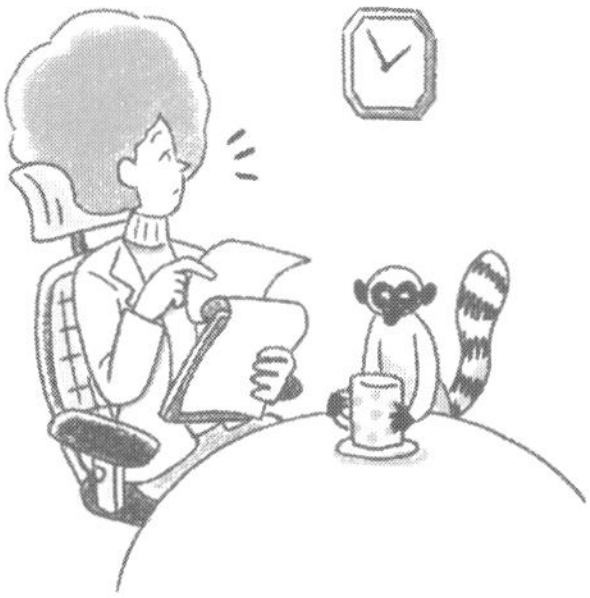

倫理審査委員会がある日の土田はどうも落ち着かない。水野が直前になっていろいろな相談を持ち込んでくることもあるし、自分自身も気になって審査資料を読み直したりしているとあっという間に委員会の時間になってしまう。おまけに委員会では、議論が紛糾すると「では、土田先生はどうお考えですか」と委員長から振られるのでなかなか気が抜けない。何しろ、医学部に着任して早々に委員に指名され、初めて出席した委員会では委員長から「待望の研究倫理の専門家が委員として参加されます」と紹介されてしまったのである。下駄の履かされ過ぎにも程がある。

もちろん、土田はこの分野の研究者だし、他の委員よりは倫理審査の経験もある。また、ガイドラインや法令のみならず海外での議論動向もよく知っているのは確かだ。それでも「倫理の専門家」と紹介されると少々居心地が悪い。それは土田がもともと社会科学のトレーニングを受けてきたから、ということもあるが、それ以上に倫理の研究者が現実の倫理的判断において優れているとは思っていない、ということによる。倫理的判断には文脈依存的なところがあり、「何とか理論」を当てはめて直ちに解決できる類いのものではない。もちろん理論や原則が不要だとは考えていないのだが、どうも医療の世界ではこうした「枠組み」への期待が強過ぎる。むしろ土田としては、実際に判断を下すというより、研究の現場に近い人びとが生産的な議論ができるよう「地ならし」をするのが自分の役割だ、と考えている。そういった意味では、この間の火浦と水野との話し合いのように、話し合うべき点を一緒に考える、というのは良い関わり方だと感じる。

実際、今日の倫理審査委員会は当初思っていたよりはずいぶんと穏やかに議事が進行した。何よりも、話し合うなかで研究者と委員の間での相違点が何かがはっきりしたことで、相互に歩み寄る姿勢ができたのが良かったと思う。土田はそんなことを考えながら、火浦と水野と一緒に自分の部屋に戻ってきた。

利益と不利益の問題群

「今回の委員会、話し合いが何とかまとまって良かったです」

水野がほっとした表情で言った。

「そうですね。竹山さんも森川さんも研究者の意見を丁寧に聞いてくれる人で良かったです。いつも思うんですが、書面で提出された意見から受ける印象と実際に議論してみて受ける印象はちょっと違いますよね」

「はい、これからも前向きな指摘をしてくれそうで安心しました」

「それはともかく、今日はこの間の話の続きを聞きたいということでしたけど」

「はい。この間先生からプラセボ対照試験における不利益の考え方を教えてもらったんですが、実際にはプラセボ対照試験がそんなに頻繁にあるわけじゃないですし、でも利益・不利益の考え方で時々もめることもあるので、その辺りをちゃんと知っておきたいというか……」

「僕も最近気になっていることがあるので、いろいろお伺いしたいです」と火浦が横から口を挟んだ。

「というと、どんなことでしょう」と土田が尋ねた。

「はい。二つほど気になっていることがあります。一つ目はちょっと生々しい話で申し訳ないんですが、謝金の話です。謝金も利益の一つだと思うんですが、正直何が正解なのかよくわからないんです。先日診療科で計画した新しい研究で、謝金の額が問題になりました。だいたい過去の研究だと、一回に二〇ミリリットルの採血をお願いすることが多かったのですが、今回の研究ではどうしても大量の新鮮血が必要で、一回二〇〇ミリリットルの採血をお願いすることになりました。それでたまたま大きな研究費もとれたので、患者さんに謝金を支払ったらどうか、という提案が若手の医師からあったんですね。

しかしそれに対してシニアの医師からは患者に謝金を支払うということ自体がけしからん、金で患者を釣るのか、といった反発があり、ちょっと議論がフリーズしたままになっています。僕は相手の負担も考えて適正な額を支払ったほうが良いように思うのですが、確かにあまり高額な謝金になるとあらぬ誤解を生みそうです。ですので、経済的利益のことをどう考えるべきなのか、というのが最初の質問です。

あともう一つは研究の意義についてです。時々研究の意義のことを説明文書で『社会的利益』と説明しているものがありますが、個人的には違和感があります。『あなたには利益はありませんけれど、社会の利益になります』と言われても、何だか誤魔化されているような気がしますし。この間も基礎医学的な研究では患者に利益がないことを曖昧にすべきではない、という話があったと思いますが、じゃあ社会に利益があると説明すればそれでいいのか、という気もします。こっちはちょっと抽象的な質問で申し訳ないんですけれど……」

続けて水野も話し始めた。

「今、火浦先生がおっしゃった研究の意義については私も気になっていることがあります。土田先生もご存じのように、今の委員長の石井先生は結構厳しいので、以前診療科が企業から受託した研究について、販売促進のための研究であって医学的貢献が期待できないので却下する、という判断をされたことがあります。もちろん研究の意義は大事だと思うんですが、企業が作ったものだけあって、研究計画はそれなりに作り込まれたものでしたし、説明文書も大きな問題はなかったんです。そういう場合に本当に申請を却下してしまって良いのか、個人的には迷います。倫理審査委員会がどこまで踏み込んでいいのか、ということに関わるんだと思いますが……」

土田は二人の話を聞きながら大きく頷いた。

リスク・ベネフィット評価とは

「そうですね。では、これから『リスク・ベネフィット評価』と呼ばれる話題について、まずは簡単に概要を説明してみたいと思います。

それで、最初に少し話しておきたいのは、この考え方が日本ではっきりと意識されるようになったのはそう古いことではない、ということです。国際的な研究倫理ガイドラインではリスク・ベネフィット評価に関する項目は必須だし、研究倫理のなかではインフォームド・コンセントと並んでメジャーなトピックなんですが、日本の研究者や倫理審査委員会が明示的にこれを意識し始めたのはここ五年くらいのことだと思います。

そもそもヘルシンキ宣言でも、長い間これに関係した項目はいろいろな箇所にバラバラ

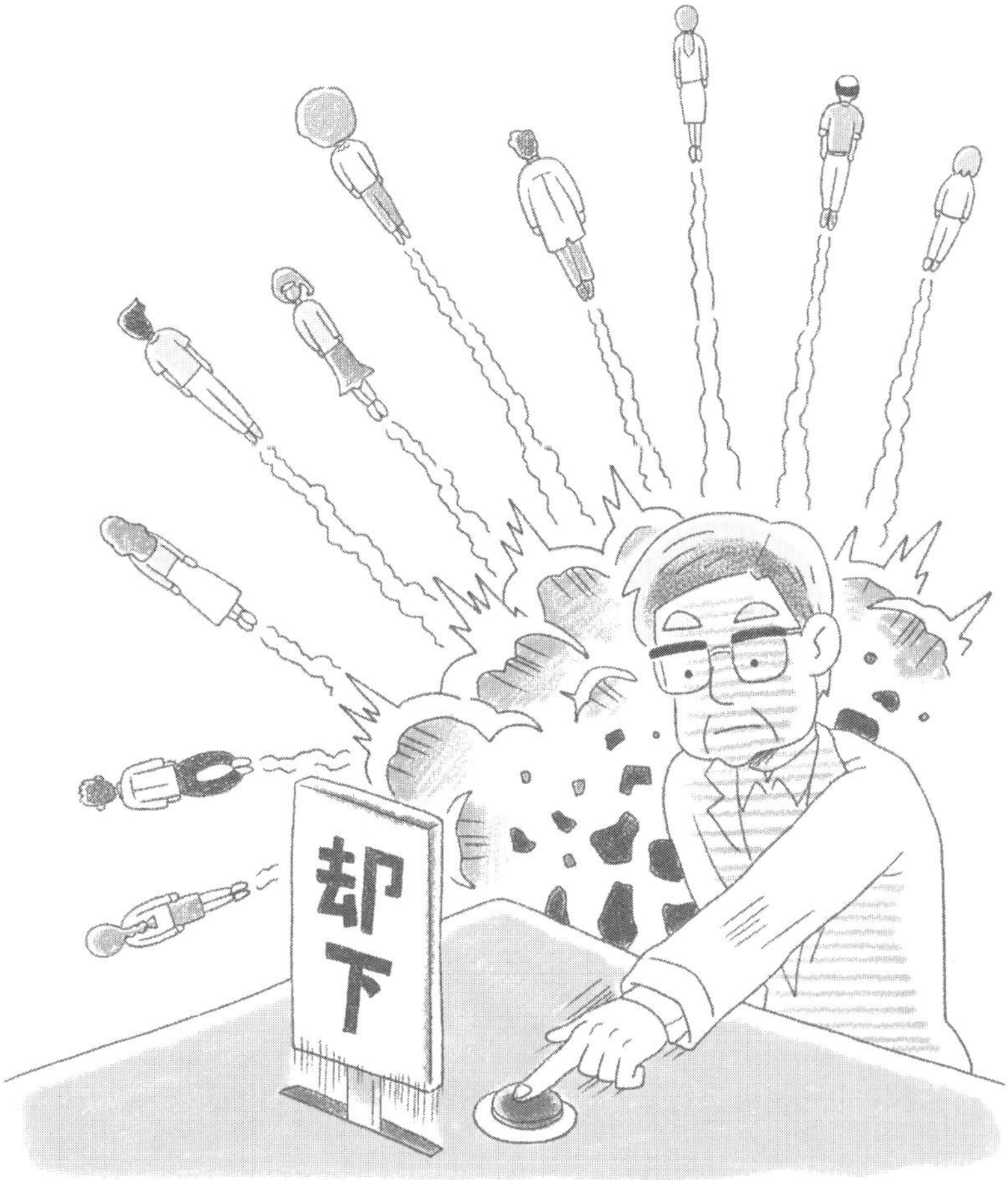
却下

と散らばっていて、体系的には整理されていませんでした。今のように『リスク・負担・利益』といった小見出しで項目が整理されたのは二〇一三年以降です。

ただ、それは決して『日本の倫理審査委員会がリスク・ベネフィット評価をしていなかった』という話ではなく、こうした概念をはっきりと意識したうえで評価をしていなかった、ということなんだと思います。どんな倫理審査委員会でも、『患者への利益・不利益』『研究の意義』『医学的貢献』といった言葉で何かしらの議論はされていたと思うので、実際に評価されていないということではないですよね。ここ数年間で起きてきたのは、この枠組みが明確に意識されるようになったということです。

ともあれ、今ではリスク・ベネフィット評価は、日本の医学研究に関する法律やガイドラインのなかにもはっきりと組み込まれているので、そういった意味ではもう共通認識になりました。いろいろなパターンがあるんですが、一番シンプルなものとして、ここではＩＣＨ-ＧＣＰの該当箇所を見てみましょうか。ちなみにＩＣＨというのは『日米ＥＵ規制調和国際会議（International Committee on Harmonization）』の略称で、ＩＣＨ-ＧＣＰはその名の通り日本とアメリカとヨーロッパの医薬品の規制当局で合意した『医薬品の臨床試験の実施に関する基準（Good Clinical Practice）』のことです。水野さんはよくご存じのように、日本の治験のルールのモデルにもなっています」

土田はそう言って手元のタブレットを開き、二人に以下の条文を見せながら読み上げた。

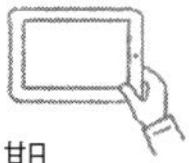

> 臨床試験を開始する前に、個々の研究対象者及び社会にとって期待される利益と予期される危険及び不便とを比較考量すること。期待される利益によって危険を冒すことが正当化される場合に限り、臨床試験を開始し継続すべきである。

「なんだか当たり前のことが書いてあるだけのように思うんですが」

少し間をおいてから火浦が言った。

「そうですね。これだけ見ると当たり前のことのように思えますね。ただ、これも真面目に考えていくと結構大変なことが書いてあるんですよね。ちょっと今日はその辺のことを少し丁寧に話してみたいと思います」

土田はひと呼吸おいて話を続けた。

多様なリスクと利益の同定

「リスク・ベネフィット評価をどう進めるか、ということについては必ずしも生命倫理学者の間でコンセンサスがないんですが、最大公約数的なものは『多様なリスクと利益の同定』『リスクの最小化』『リスクと利益の比較考量』の三つのプロセスを経る、という考え方です。それで、まずは『多様なリスクと利益の同定』なんですが、実はここがそもそもややこしいんですね」

「といいますと?」と火浦が尋ねた。

「はい。それはそもそも数え上げるべきリスクや利益の範囲に何を入れるべきか、ということで議論が割れるからです。火浦先生の質問に関していうと、謝金の話もここに関係しています。とはいえ、実務的にはおおよその合意はあるので、今日はとりあえずその線に沿って話してみますね。

まずリスクからです。一般的にリスクには、害の大きさと害の起こる確率という二つの要素があります。害の大きさというのは、死亡から単なる不快まで様々ですし、大きい害であっても起こる確率が非常に小さい場合とかなり高頻度に起きる場合では全然扱いが違ってきますよね。ただ残念なことに、確率はしばしば正確に同定することが困難なので、どこまでをリスクとして勘案するかはケースバイケースで揺れます」

「そうなんです」と水野が言った。「委員の先生方のなかには、説明文書には非常に確率の低いリスクまですべて網羅して書くべきだ、という意見をお持ちの方と、ある程度の頻度で起こるものに限定して良い、という意見をお持ちの方がいて、事務局でも対応に苦慮することがあります」

「そうですね。そういう意味ではリスク評価と連動してそれをどこまで患者に説明するか、という問題も深刻ですよね。先ほどの火浦先生の質問とも絡みますが、リスクや利益の評価そのものとは別に、それをどこまでどんなふうに患者に伝えるか、という点はインフォームド・コンセントの議論としても大事な点ですね」

火浦と水野が頷いた。

「それでリスク評価の話を続けると、次にリスクの種類に関して一般的に強調されるのは、身体的リスクや心理的リスクに加えて、社会的リスクや経済的リスクにも着目すべきだ、という点です。これは社会的・経済的リスクというのが医療者にはちょっとわかりにくいからですね。それで簡単に言ってしまえば、これは研究で用いた個人情報の漏えいによって引き起こされるリスクだと考えて良いと思います。つまりは健康や病気に関する機微情報が第三者に渡ることで、社会的な差別を受けたり、失職をしたりといった事態を想定していますので、二つまとめて『情報リスク（informational risk）』と呼ぶ場合もあります」

「土田先生、ちょっといいですか？」と火浦が言った。「前から気になっていたんですが、そういう情報漏えいの話を研究のリスクだ、とされることにはちょっと違和感があるんですが……」

「どういうことでしょう？」と土田が尋ねた。

「はい。身体的リスクや心理的リスクは、ある研究を実施した際に、その研究を行うことによって直接引き起こされるリスクですよね。例えば、薬を使った研究なら、その使用によって副作用が出るとか、手術の研究なら合併症が起きるというのが身体的リスクでしょうし、何か本人にとって答えにくい質問をするとか、過去のトラウマ経験を話させることで心理的なダメージを与える可能性があるというのが心理的なリスクでしょう。これはわかります。

それに対して、情報リスクと呼ばれているものは、研究実施が直接引き起こすものというよりは、たまたま、万が一の情報漏えいが生じた場合に間接的に発生する二次被害のようなものなので、これを毎回ルーティンで評価されるのは違和感があるんです」

「なるほど。確かに火浦先生の言うような違いはありそうです。ただ、間接的と言われましたが、例えばですけれど、ある集団のなかに性感染症に罹患した人が何人いるかを調べる疫学的な調査を考えた場合、これって研究をしなければ得られなかった情報なわけで、わざわざ研究目的で機微情報を収集しているわけです。

なので、必ずしも直接・間接ということで大きな違いがあるわけではなく、例えば倫理審査の過程だと、こういう機微情報の収集・管理を行う研究にふさわしい情報管理体制があるか、ということは問われますよね？」

「それはそうなんですが、そもそも僕らのように医療分野で研究していると扱っている情報がほとんど機微情報なので、何か特別な手立てを考えるわけではなく、そもそも機微情報を扱うにあたっての適正な管理体制を組んで研究をすべき、というのが基本だと思うんですけれど……」

土田の回答に火浦はまだ納得していないようだ。

「なるほど。火浦先生の言いたいことがわかりました。情報リスクへの対応は、結局のところその情報を扱っている研究機関なり研究グループのインフラ的な話であって、個々の研究に応じて審査しても意味がないのではないか、ということですね？」と土田が火浦に確認した。

「そうですね。そういう考え方に近いと思います」

「確かに海外の議論でも、情報リスクに関する審査については必ずしも研究計画ごとに審査する必要がないので、倫理審査の範囲から外して別の枠組みで担保すべき、という議論はあります。今のところそうした枠組みがないのでなかなか難しいですが、将来的には考えたほうが良いかもしれませんね」

「わかりました。僕のほうでも海外の研究者に聞いたりして少し調べてみたいと思います」

「はい。では、ちょっと先に進みます。次が『利益』です。倫理審査委員会は通常研究リスクには敏感で、それはそれでもちろん大事なのですが、その分『利益』について明確な検討が行われないことがあります。しかし、研究計画の倫理的評価においては『利益』について考えることも大切です。というよりも、ここの考慮の仕方が、一般的な医療の倫理的評価と一番違うところだといってもいいと思います。

それで利益の種類ですが、これも幾つかの分け方があるんですが、今回は『直接的利益』『社会的利益』『付随的利益』の三つに分けて説明します」

土田はホワイトボードにゆっくりと三つの利益を書き出した。

「まずは『直接的利益』ですが、これは日常診療のなかで治療上の利益と考えられているものと同じです。要は試験治療を受けたことによって研究対象者が『治る』とか『生活の質が改善する』とかそういう利益ですね。これは、日常診療の場合は当然『ある』と考えられているもので、逆になければ通常の医療行為としては行えないわけです。

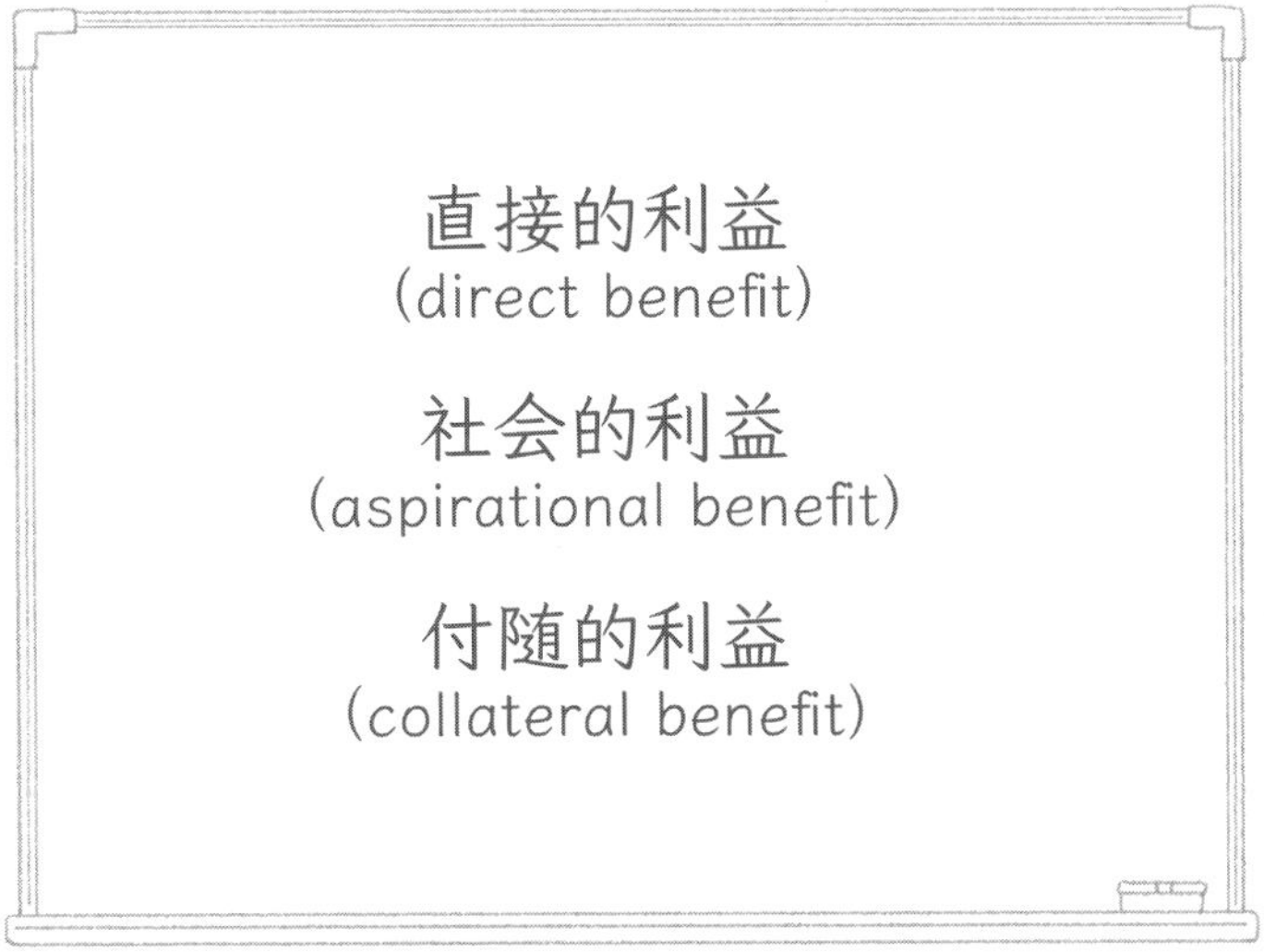
直接的利益
(direct benefit)
社会的利益
(aspirational benefit)
付随的利益
(collateral benefit)

ところが、研究の場合はあっても『見込み』であり、ない場合も存在しています。例えばすでに海外で承認されている薬の研究であっても、日本人での効き目や安全性がまだはっきりしないから研究しているわけで、程度問題はありますけれど、確定的なことはいえないわけです。だから正確には『利益の見込み』ですね。

また、観察研究や健康人対象の第Ⅰ相試験を考えるとわかりますが、本人には全く利益がない、という研究も普通にあります。前回、研究対象者が『ボランティア』だ、という話をしましたが、こういう研究は特にボランティア性が際立ちますすね」

社会的利益とは

「次に、これと対比されるのが、ここで『社会的利益』と呼んでいるものです。火浦先生が気にしているものですね。要は研究成果が社会と将来の患者へ与える利益のことです。ある臨床試験の結果、Aという薬が特定の遺伝子変異を持った肺がんの患者さんによく効くことが明らかになれば、その知見を多くの医師が利用して治療に臨むことができるようになるわけで、まさにそうした効果を狙って研究ってやるわけですよね。その意味で、程度の差こそあれ、すべての研究において社会的利益は『ある』と見込まれています」

「すみません、ちょっと伺いたいんですが」と火浦が尋ねた。

「とりあえず、研究の場合は社会的利益は『ある』という前提で話をすすめるということなんですが、ここが引っかかります。例えば、僕らの研究室では実際の患者のデータを用いた疫学的な研究から特定の治療薬の有効性や安全性を検証する臨床試験まで様々な研究をしていますが、その一方で基礎研究もしています。

基礎研究のなかにはマウスやラットを使ったものもありますが、患者の検体を用いた研究もあって、こうしたものも倫理審査にはかけているのが現状です。それで、こうした研

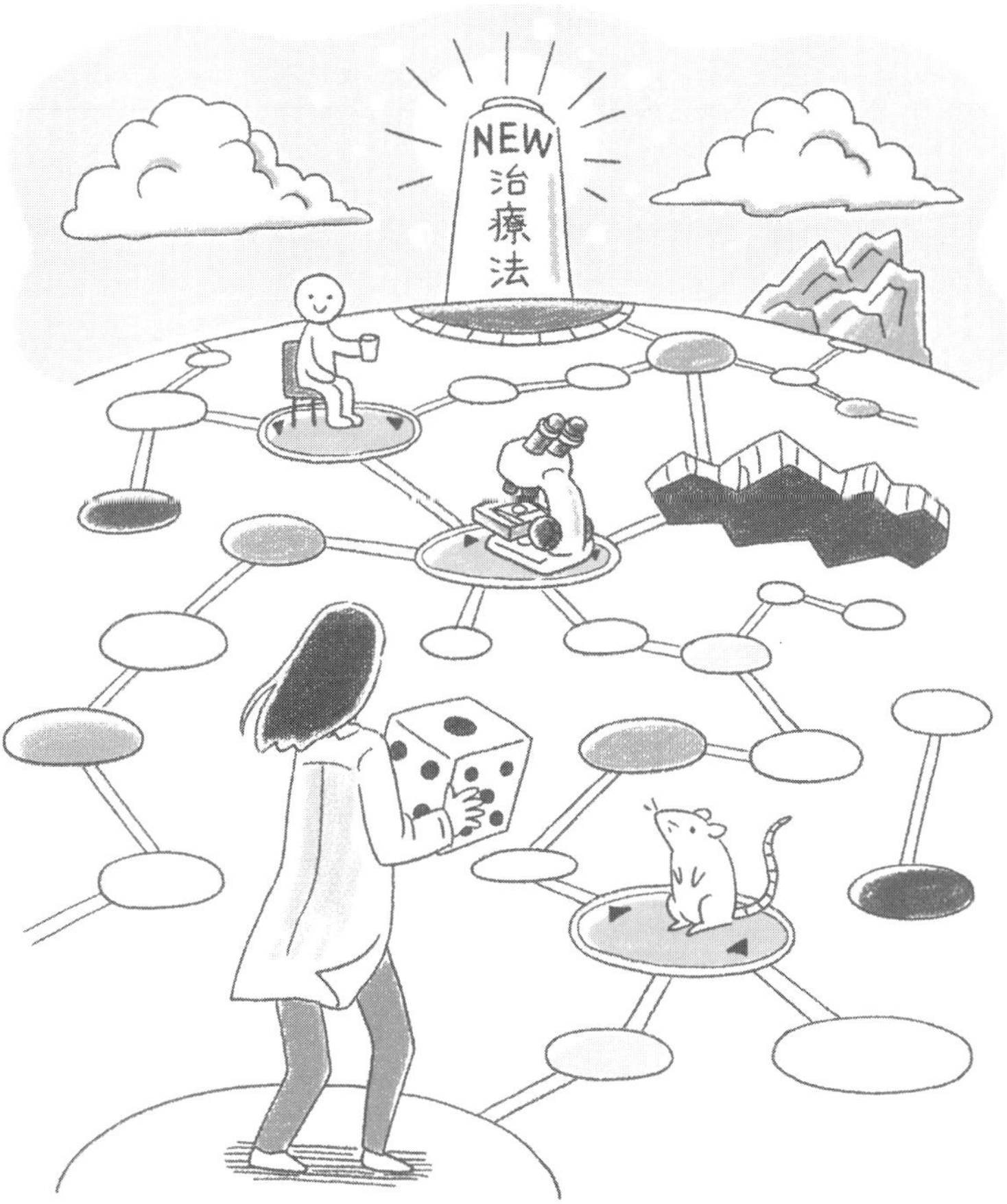
NEW
治
療
法

究はどちらかといえば、将来の治療法のタネになるようなものを探索している段階で、正直その結果が直接社会の利益になるとはいえないものが多いんです」

「なるほど。それはもっともな疑問ですね」と土田が答えた。「とりあえず、今の火浦先生の疑問に答えてみようと思うのですが、まずここでいう利益はあくまでも『見込み』であって、確定的なものではありません。そのうえで、細胞を用いた基礎研究だけではなく、臨床試験を考えても、実際には一つの臨床試験が直ちに日常診療を変えるような成果を出す、ということばかりではないですよね。早期段階の試験でうまくいかなくなって開発が中止されることもありますし、後期の試験だって普通は複数の結果が合わさって一つの社会的な影響力を持つことになるわけです。

その意味では、ここでいう『社会的利益』というのは、その研究の結果だけで社会に利益をもたらす、というよりも最終的に社会に利益になるようにデザインされている、あるいはそのための道筋を研究者がイメージできている、ということを実際はいっているんだと思います。逆にいえば、あくまでも医学研究は『公益』のために実施されるべきで、ある企業や研究者の『私利私欲』のために実施するものではないよ、ということを気にしているんだと思うんですよね。

例えば、国際的な研究倫理ガイドラインの一つに『ＣＩＯＭＳガイドライン』と呼ばれるものがあります。ＣＩＯＭＳは日本語だと『国際医学団体協議会（The Council for International Organizations of Medical Sciences)』と訳されていますが、ここが世界保健機関（World Health Organization, ＷＨＯ）と協力して作っているルールです。もともとはヘルシンキ宣言を発展途上国に適用した場合の原則をまとめたものだったのですが、今となっては先進国にとっても使い勝手の良いガイドラインになっています。ヘルシンキ宣言よりもかなり詳細かつ体系だった記載がされているので、私も研究者に一読を勧めることが多いです。

それはともかく、二〇一六年版のＣＩＯＭＳガイドラインは、社会的利益のことを『科学的・社会的価値（scientific and social value)』と呼び、研究を倫理的に正当化する際に最も重要なものだと考えているのですが、こんなふうに書いています」

土田はタブレットの「指針1」と書かれた条文を火浦と水野に見せた。

人間を対象とする健康関連研究の倫理的正当性が認められるのは、その科学的・社会的価値による。すなわち、人々の健康を守り、増進するために必要な知識と手段を生成する見込みがあるからである。患者、医療専門職、研究者、政策立案者、公衆衛生当局、製薬企業その他は、研究の結果に基づいて、個人の健康や公衆衛生と福祉、限られた資源の利用に影響を与える活動や判断を行っている。このため、研究者、スポンサー、研究倫理委員会、及び保健当局は、提案された研究が科学的に妥当で、適切な先行する知識に基づいており、価値ある情報を生成する可能性があるものだということを確実にしなければならない。

「ここでは『科学的・社会的価値』と呼ばれているものがなぜ大事かといえば、それは一つにはその結果に基づいて人の命に関わる活動の方向が決まるから、ということになります。だからこそ、優先順位の高い領域から研究していかなければいけないし、企業の販売促進を目的とするような研究はこの要件からして認められない、というのがＣＩＯＭＳガイドラインの立場です。

それで、この辺りを説明するときには、単に研究者が『知りたいだけ』『やりたいだけ』ではなく将来の医療・医学に貢献する道筋を具体的に示すことが大事なんだ、というふうにいうことが多いんですが、そういう意味ではあくまでも間接的に社会的利益につながるんだ、というものでも良いと思います」

「これって、私の気にしていた石井先生による受託研究の却下の話とつながってきますね」と水野が言った。

「はい、その通りです。後でその話題はしっかり考えたいと思いますが、火浦先生、ひとまずはこれを読んでどうでしょうか？」土田は火浦に尋ねた。

「うーん。でも土田先生、革新的な医薬品につながる研究でも、実際にはそうした社会的な利益を全く考えないような基礎的な研究から知見が得られることもありますよね。そういうことを考えると、すべての医学研究に社会的利益を、というのは何だかちょっと狭い科学観に基づくような気もするんですが……」

「火浦先生、なかなか面白いことを言いますねえ。昔、基礎研究の世界に浸かっていた時期があるからでしょうか。とりあえず、まずわかりやすいところから行くと、今議論しているのはあくまでも『人を対象とする研究』、特に患者に対して実際に何かを試す、というタイプの研究が念頭に置かれています。それで、火浦先生もおそらく臨床試験を念頭に置いた場合、研究者の趣味で、患者を対象に将来どんな医療につながるかもわからないような研究をさせていい、とは思わないですよね？」

「それはもちろん」と火浦は答えた。

「はい。それでそこが水野さんの疑問ともつながっていくんですが、どのくらい確かな社会的利益を求めるかは、リスクや負担による、という考え方があるんですね。それを踏まえれば、ちょっと採血して基礎研究をする場合と新しい治療開発のために臨床試験に参加してもらう、というのはわけが違うので、前者の場合にはそこまでギリギリと社会的利益を詰めなくてよろしい、という考え方もありえるんです。そうすると、あんまり息苦しい感じはしないとは思います。いずれにしても社会的価値は『有無』の世界ではなく、『高低』の世界であって、グラデーションのある話だと考えてください。

それともう一つは、学問研究の有用性、ということをどう考えるか、という大きい問題がありますね。私はもともと文学部にいましたから、それほど有用性を真剣に考える文化ではなく、『真理追究』で良い世界に慣れています。その意味では、文系・理系を問わず、真理追究が第一で、その結果が世の中の役に立つならまあいいよね、という世界が一方ではあるわけです。もっとも、真理追究自体が知的エンターテイメントとして世の中の役に立っているという言い方もあるので、この辺りは有用性をどう捉えるか、ということにもよりますが。ほら、宇宙物理の入門書とか面白いじゃないですか。それだけでワクワクするというか。だから、理系でいうと理学部的な世界ですね。

それに対して、工学部的な世界、医学部的な世界だと、基礎的な研究であっても最終的な目的は文字通り『世の中の役に立つこと』にあるんだと思います。医学であれば、やっぱり人々の健康の維持・増進や病気からの回復だとか、いわゆる『医学的に価値があること』を実現するために全く役立たない研究というものを正当化するのは難しい。もしそうなると、それは純粋な生物学の研究になるんじゃないかと思います。なので、そういう意味では医学系の研究の倫理を考えるうえでは社会的な有用性ということは外さなくても良いんじゃないかな、と、とりあえずは思っています」

「なるほど。わかりました。ただここはいろいろな議論がありそうですね」

「はい。なのでリスクや利益を数え上げましょう、ということ自体が結構やっかいですよ、という話を最初にしたんですね。ちなみにＣＩＯＭＳガイドラインは社会的価値の高低の判断基準として、『生み出される情報の質』『重要な健康問題との関連性』『個人の健康や公衆衛生を増進する介入・政策・実践の創出又は評価に対する寄与』という三つを挙げていますが、このうち特に二番目はかなり価値負荷的ですね。つまり、何をもって『重要な健康問題だ』と考えるのか、というのは、ある種社会的な合意でもってしか決められないわけです。それこそ、これからはがん研究の予算をちょっと削って認知症研究につけましょう、とかそういう生臭い話とも関係するわけですから」

「付随的利益」としての研究対象者への支払い

「さて、ちょっと話がずれちゃいましたが、最後の『付随的利益』に行きましょう。ここでようやく支払いの話になります。まずは『付随的』という言葉の意味ですが、要はある人が研究に参加することによって『オマケ』で得られる利益のことです。具体的には、無料の診察・検査・治療の提供や試験参加に伴う研究対象者の心理的な満足感などがあります。

例えば、医療制度の整っていない発展途上国で臨床試験をする場合には、試験期間中はその地域で無料の診察所を開きますよ、とかが前者の典型でしょうか。後者は例えば、日本の治験なんかを考えてもらうとわかるんですが、ＣＲＣさんが丁寧にサポートしてくれて普段の医療よりも自分のことが丁寧にケアされている、という感覚を持つ場合もあるでしょう。また、研究参加が社会貢献につながることで満足感を得る、というのもあります。

それで、付随的利益は、直接的利益との対比で『間接的利益』とも呼ばれるんですが、一応通説的にはこの利益の存在それ自体は問題ではないけれど、研究リスクや負担を正当化するものではないと考えられている。つまり、研究に参加してくれた患者にたくさんオマケをあげたからといって、危ない研究を許容するわけではありませんよ、というのが基本です」

「ああ、これが謝金の話に関係してくるんですね」と火浦が言った。

「はい、その通りです。研究対象者への支払いの位置づけは諸説あるんですが、とりあえず支払いを高くすれば高いリスクを引き受けて良い、という結論が社会的には許容できないだろう、ということが前提になっています。つまり、この話は突き詰めると『臓器売買』とか『売血』とかも含めて、人の身体ないしはその一部をお金でやり取りしてもいいのか、という問題につながっていくわけです。

要は、ある人が自分は死んでもいいから危ない実験に参加して高額の報酬を得たい、というようなことを社会として許容して良いのか、という話ですね。それで、多くの社会ではそれを許容しない、という判断をしているので、付随的利益があることは否定しないけれど、リスクを正当化するためには使えない、という整理にしているわけです」

「先生、でもそもそも患者さんへの支払いって経済的な利益じゃなくてあくまでも『負担軽減費』として支払っているんですよね」と水野が言った。

「水野さん、フォローありがとうございます。そうですね、治験のほうでは明確に『負担軽減費』として位置づけられていますね。要するに、そもそも利益に該当しないという整理ですよね。支払われたものはあくまでも研究対象者が研究参加に際してかかったコスト、具体的には交通費や時間を補填するものという考え方なわけです。その日病院にこずに就労していたとすれば稼げた分を払う、というのがわかりやすいですかね。

これは一般的には『補償モデル』と呼ばれる考え方で、あくまでも労働に対する対価ではない、という発想です。私自身も説明を求められたときには、日本では基本的にはコストの補塡の範囲内で考えられているので、それを基準に支払いの多寡は判断してください、とお伝えしています」

「うーん。それは確かにそうなんですが……」火浦はまだ納得できないようだ。「やっぱり現実的には負担軽減費を受け取った患者さんにとっては単なるコストの補塡にはなっていないような気がします。今の治験って一律一日七千円とか渡すわけですよね。でも患者さんのなかには近所なので歩いてくる人もいれば、遠くから治験のために通ってくる人もいて、実際の補塡という意味ではかなり差がありますよね。

あと、大なり小なり謝金的な意味合いで支払われているお金はやっぱりあって、そもそも健康人対象の第I相試験は明らかに『バイト』的なニュアンスで語られていますし、ちょっとしたアンケート調査でQUOカード渡しているのも、どちらかというと謝礼的な意味合いが大きいと思うんですよね」

「いやあ火浦先生、結構苦しいところ突いてきますね」土田は苦笑いしながら言った。「私も、現在日本で実際に研究対象者に支払われている金銭のすべてが補償モデルで説明できないことはその通りだと思います。少額のQUOカードなんかはどちらかというと、回答者のインセンティブを高めるための工夫といったほうが実態には即しています。ただ、規範的には補償モデルが支持されているのは事実だと思うので、少なくとも基準として、まずは拘束時間や交通費といった観点からの額の正当化可能性を考えるのは一つわかりやすいかなと。

あと、リスクを正当化する利益としてはカウントしませんが、インフォームド・コンセントとの関係では評価は可能ですよね。つまり、支払いの額が大き過ぎる場合には、研究参加の意思決定に不当な影響を与えるのではないか、という観点から検討することはできると思います。例えば、その辺りのことを一番明確に書いているのがＣＩＯＭＳガイドラインなんですが、こんな感じの記載になっています」

土田は「指針13」と書かれている条文を二人に見せた。

研究対象者は、例えば交通費など研究参加により直接的に発生した費用を合理的に弁済（reimbursement）され、不便をかけられたことや時間の消費について合理的な負担軽減費等（compensation）の支払いを受けることが望ましい。負担軽減費等は金銭的なものであっても非金銭的なものであってもよい。非金銭的なものとしては、研究とは無関係の無料の保健サービス、医療保険、教育資材、その他の便益の提供が考えられる。

負担軽減費等は、研究対象者候補を、本人のよりよい判断に反して研究参加に同意する方向に誘引するほど大きい〔「不当な誘引」（undue inducement）〕ものであってはならない。研究対象者に対する弁済及び負担軽減費等については、地域の研究倫理委員会が承認を与えなければならない。

火浦は土田の示した条文をしばらく読んでから話し出した。

「わかりました。完全に納得できたかどうかは微妙ですけど、少なくともお金を積んで危険な行為を引き受けさせる、という発想は僕も取りませんし、意思決定の自発性という観点から評価する、ということはその通りだと思います。

今回の支払いについて言えば、これまでの研究と拘束時間が同じなのに、身体にかかる負荷が大きいから謝金の金額を上げる、というのは説明としては通りにくくて、交通費や時間というコストの補填から説明できないと苦しい、ということですよね。ちょっとその線でもう一度診療科で話し合ってみます」

「あと、先ほど触れられた負担軽減費の話なんですけど」と水野が言った。

「海外では本当に実費計算して個人ごとに違う負担軽減費を払っている国もある、ということを以前聞いたことがあります。手間のかかる方法なので、コスト的に不安は残るんですけれど、私としては確かにそのほうが説明はしやすいなあ、と思ったのも事実です。そういう意味で、負担軽減費については、医療者側の見方は整理されているんですけれど、患者からどう見えているか、ということについては、まだ十分に議論されていないかもしれないですね」

「なるほど。確かにそのほうがすっきりするかもしれないですね」と土田が言った。「患者からすると病院に通うことでお金が入ってくる、というのはかなり特殊な事態ですし、人によって捉え方もいろいろありそうです。

それで申し訳ないんですが、今日も話が長くなってしまいました。私はこの後、別の会議に出なくてはいけないので、ちょっといったんここで話を区切らせてもらえないでしょうか？」

火浦と水野が頷いた。

「ありがとうございます。そうしたら、明日お昼でも食べながら続きをお話ししましょう」

土田は、この日は夜にまた別の会議が入っていた。医療者との会合は夕方まで働いた後にみんなが集まれる時間帯に、ということで遅い時間帯に設定されがちだ。働き方改革という話もあったけれど、今日もまた帰るのが遅くなりそうだ。妻と子どもを起こさないようにしなければ。明日のお昼に話す内容はまた明日の朝考えよう。土田はそんなことを考えながら、いそいそと次の会議の部屋に向かった。

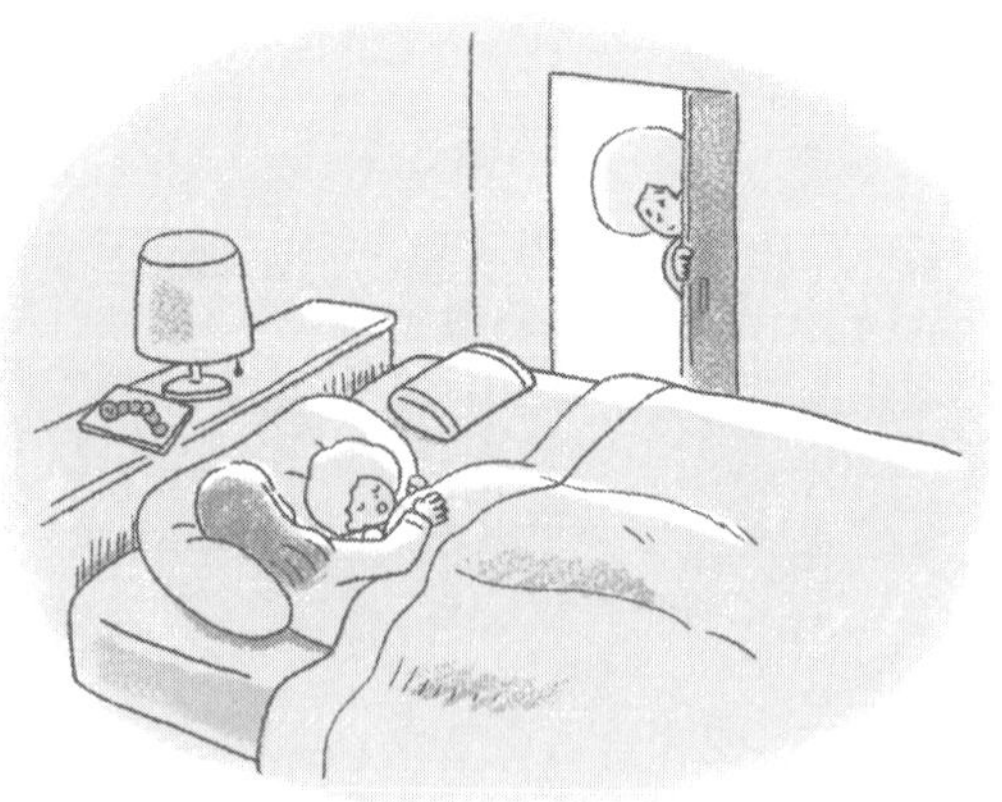

第六話

研究の意義は常に必要なのか

リスク・ベネフィット評価［その2］

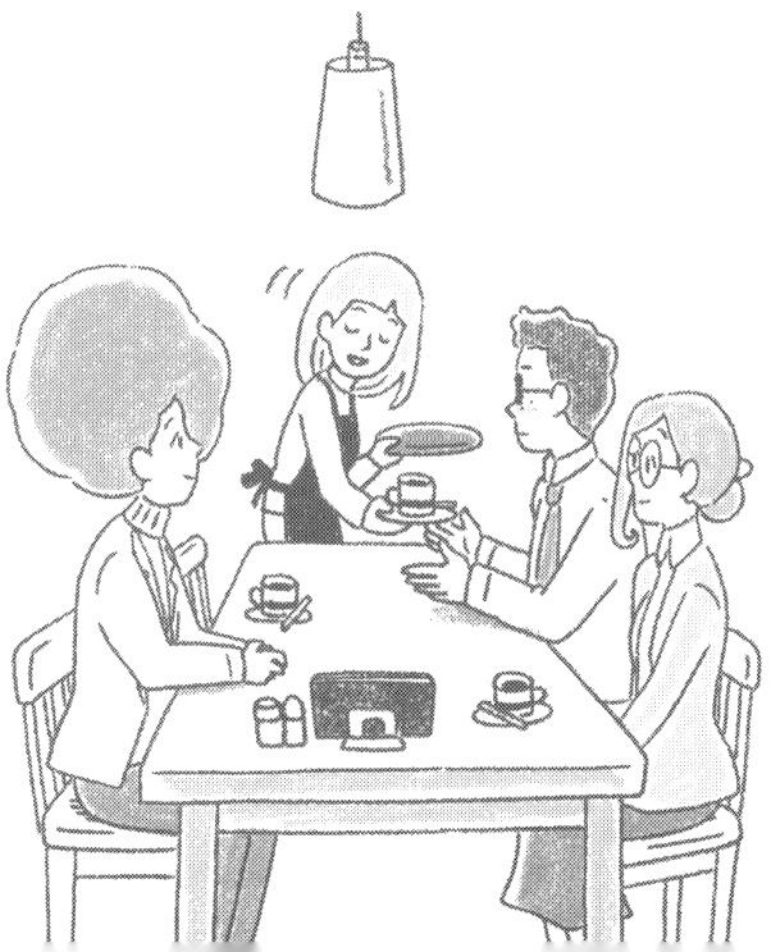

昨日の話の続きをするために、三人はお昼ご飯の時間を利用することにした。近くの定食屋で手早く食事を済ませた後、少し時間をとることになっている。ここは味も確かだが、店の奥に落ち着いて話のできるスペースがあって、時々ミーティングも兼ねてランチにくる。今日も無事奥のスペースが確保できた。ランチ後のコーヒーがきたところで、土田が切り出した。

「さて、今日は時間も限られているので、さっそく昨日の続きからいきたいと思います。まずはひと通りリスク・ベネフィット評価の概要を最後まで説明した後で、お二人が気にしている研究の価値についてどこまで突っ込むべきか、という問題を考えてみたいと思いますね」

火浦と水野が頷く。

リスクの最小化から比較考量へ

「昨日説明したように、何が利益で何が不利益か、ということ自体も問題なのですが、とりあえずリストアップは終わったとします。それでその次にくるのが『リスクの最小化』と呼ばれるプロセスです。

これは要するに、同じ研究目的を達成するのに、研究対象者にとってはよりリスクや負担の小さい方法で研究できないか考える、ということですね。もちろん現実には予算や人員に関する現実的な制約はありますけれど、医療スタッフの配置を手厚くするとか、研究の監視体制を強化するとか、適格基準を見直してリスクの高い患者を外すとか、いろいろ試しに考えてみる、ということです。

昨日、火浦先生からの質問で今回どうしても大量の新鮮血が必要で、という話がありましたが、もしすでにストックされている血液でできる研究であれば、新たに患者から採取しないほうが良い、というのは自明ですよね。いずれにしても、リスクの最小化は、頭を柔らかく使っていかに負担を減らせるか考える、という点でクリエイティブなプロセスです。研究者としても、もし同じ目的に到達するためにより患者の負担が小さい方法があるなら採用したいと思うでしょうし。

それで、これも繰り返しになるんですが、研究参加には社会貢献としてのリスクや負担の引き受けという側面がありますから、必要最低限のものを、という考え方が出てきます。普通の医療だと利益の最大化が大きなミッションだと思いますが、研究の場合は害の最小化がまず重要なので、その意味でもリスクの最小化は重視されます。ですので、情報リスクの最小化のためには、そもそも解析に必要のない項目はとらない、ということが重要ですし、アンケート調査なんかでもやたらめったら数多くの質問を並べて回答する人の時間を無駄に浪費させない、というのも大事ですよね。

それで、最後がリスクと利益の比較です。要は、リスクは期待される利益に照らして適切なもの（reasonable）であることが求められるわけですが、実はこの判断が難しいのです。それはなぜか、ということを理解してもらうためにちょっと簡単な図を使って説明しますね」土田はそう言うと、持参したタブレットで二人に下の図を見せた。

「この図は二つのことを可視化しようとして私が作ったものです。

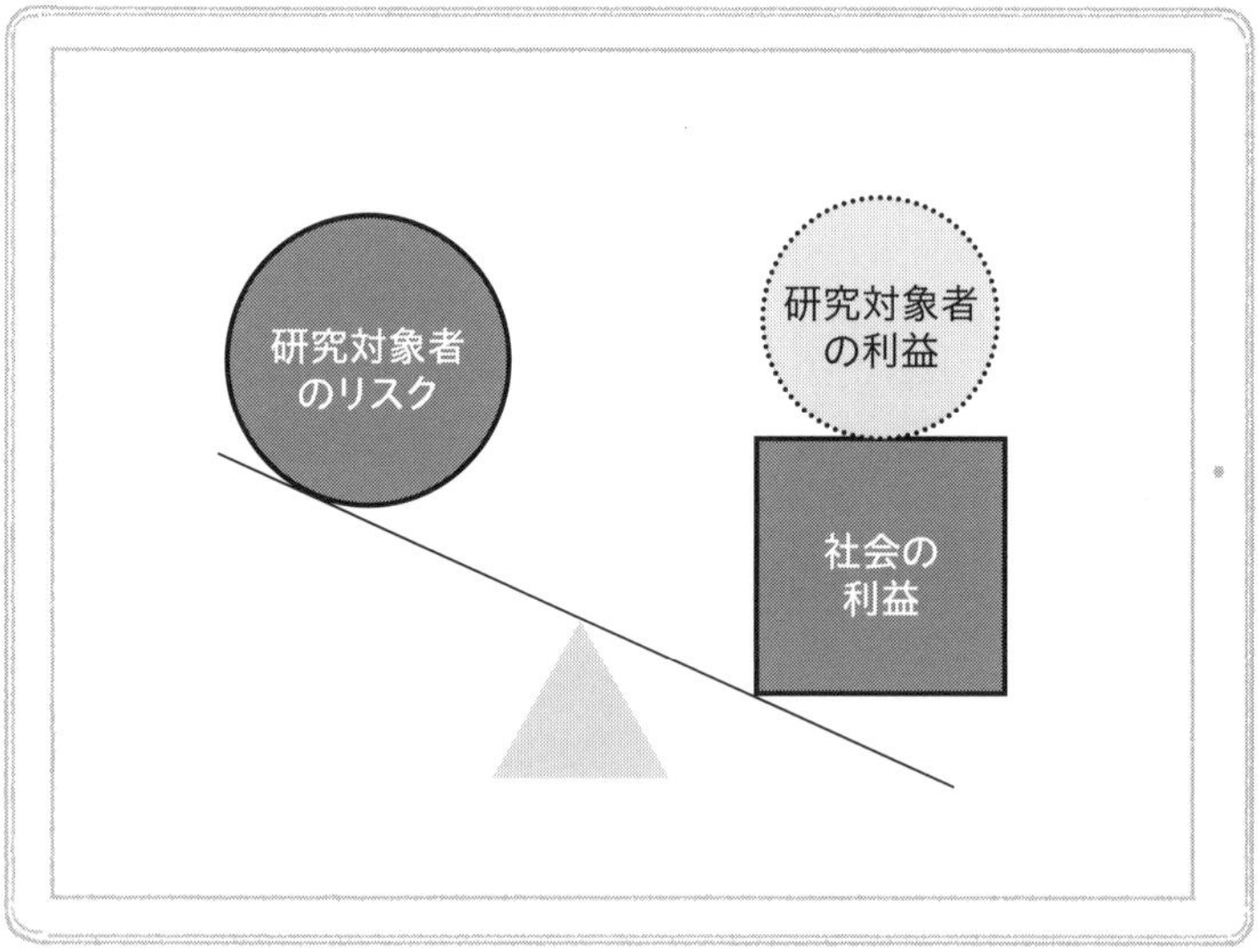

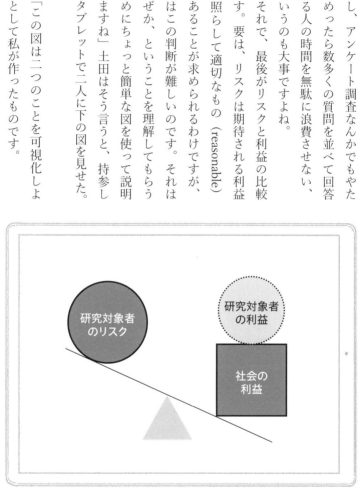

一つは利益として必ずあるものとそうではないものとの違いです。この区別を実線と点線、色の濃淡で表現しています。前回説明した直接的利益にあたるのが『研究対象者の利益』ですが、これは単なる見込みに過ぎないし、そもそもない場合もありますよね。だから点線で描かれていますし、色も薄くしてあります。

それに対して、『研究対象者のリスク』と『社会の利益』は実線でかつ色も濃くしてあります。これはこの二つが基本的には『ある』という想定になっており、それぞれを天秤にかけて、場合によっては研究対象者の利益も上乗せして天秤が右に傾けばリスク・ベネフィットのバランスは適切だ、という判断になるわけです。これが昨日示したICH-GCPのいう『個々の研究対象者及び社会にとって期待される利益と予期される危険及び不便とを比較考量すること』の意味ですね。つまり、利益については『個々の研究対象者及び社会』の二つがあるんですが『危険及び不便』は個人のものしかないわけです。そういう非対称な構造になっていることが一つです。

もう一つ大事なことは、マルとシカクで表現しているのですが、研究対象者個人のリスクと社会の利益という比較すべき二つの項目は単位が全く違う、ということです。これは一般的な医療におけるリスク・ベネフィット評価と比べるとはっきりします。

例えば、ある抗がん剤治療をするかどうかを決める際に、医師は治療の実施に伴う副作用や様々な負担のことを考えるわけですが、それを上回る効果、要はがんが小さくなるとか、命が長くなるとか症状が緩和するとか、そういった利益が勝ると思うから治療するわけですよね。これはこれで専門的な難しい判断なのですが、リスクと利益の単位はあくまでも同じ個人に対するものであって、比較可能性は担保されているわけです。それに対して、この図で示している比較はそもそも比較しようもない二つのものを比較しろと言っているわけで、かなり無理のある話をしているわけですね」

「なるほど。僕が社会的利益は利益なのか、と違和感を持っていたのは、たぶんここですね」と火浦が図を見ながら言った。「そもそも普段の臨床で考えている患者個人の利益・不利益とは違うカテゴリーの問題が一緒に議論されている、というのが気持ち悪いんだと思います」

「はい。そうなんです。火浦先生が言うように、この比較は医師からすれば相当『気持ち悪い』と思います。とりわけ研究の場合、社会的利益といってもかなり曖昧なもので、ある意味では未来への投資のようなものですからなおさらです。これを目の前の患者のリスクと比較しろ、と言われてもそもそも客観的な評価指標もないし、困ってしまう、というのは当然でしょう」

倫理審査の意味とは

「さて、それでどうするかですが、結局のところ客観的な比較は難しいので、社会的に判断しましょうということになったわけです。要するに、今の世の中を構成している多様な立場の人たちがそれぞれ頭のなかでこの無理のある比較をいったんやってみて、合意に達するようならとりあえず良しとしようと。そういうことをやっているわけですね。まあいわば、民主主義で決めましょうと。

だからこそ、倫理審査委員会は『多元的・学際的』でなければならないわけです。お二人もご存じのように、倫理審査委員会の構成員は多様であるべきとされていて、医師や看護師以外に、弁護士や倫理学の研究者や患者代表などの立場の異なる人が『外部委員』として参加していますよね。ひと昔前はこの枠には顧問弁護士と病院の事務職員が収まって、全くもって内輪の人ばかり、という委員会もありましたが、今は本当に多様な人が病院の外からやってきて、この研究は良いとか悪いとか意見を交わしているわけです。委員会によっては外部の病院や大学から医師や研究者を招聘しているところもありますし。

それで、じゃあ結局それは何をしているのか、ということを突き詰めていくと、社会の利益と個人の不利益という異なる単位を比較するためにいろいろな立場の人が『共に考える』ということに尽きるのです。例えば、ＣＩＯＭＳガイドラインは指針４に対する解説ではっきりと『適切なリスク・ベネフィット比とは何かということは、数式やアルゴリズムでは表現できない』といっていますが、これは大事な共通認識ですね。定量化が難しいからこそ、最後は医療者や研究者から見ても、法律や倫理の専門家から見ても、一般の人から見ても、『意義が勝る』という合意のうえに人を対象とする研究の実施が許される、という理屈になっているんだと。その意味では最後にこの判断をすることに倫理審査委員会の存在意義はあるといってもいいと思います」

土田が一気に話し切ったところで、しばらく間をおいてから火浦が話し始めた。

「なるほど。そういうふうに考えると、どうしてああいう構成になっているのかが理解できるような気がします。ある意味、社会の縮図を病院のなかに再現しようとしているわけですね」

水野もいろいろと思い出しながら話し始めた。

「私が昔ＣＲＣとして働いていた病院の治験審査委員会だと、一般の立場の委員として事務職員に出席をお願いしていたのですが、一度も発言したのを見たことがありませんでした。そのころは、どうしてこの人たちは出席しなければいけないのか私自身もよくわか

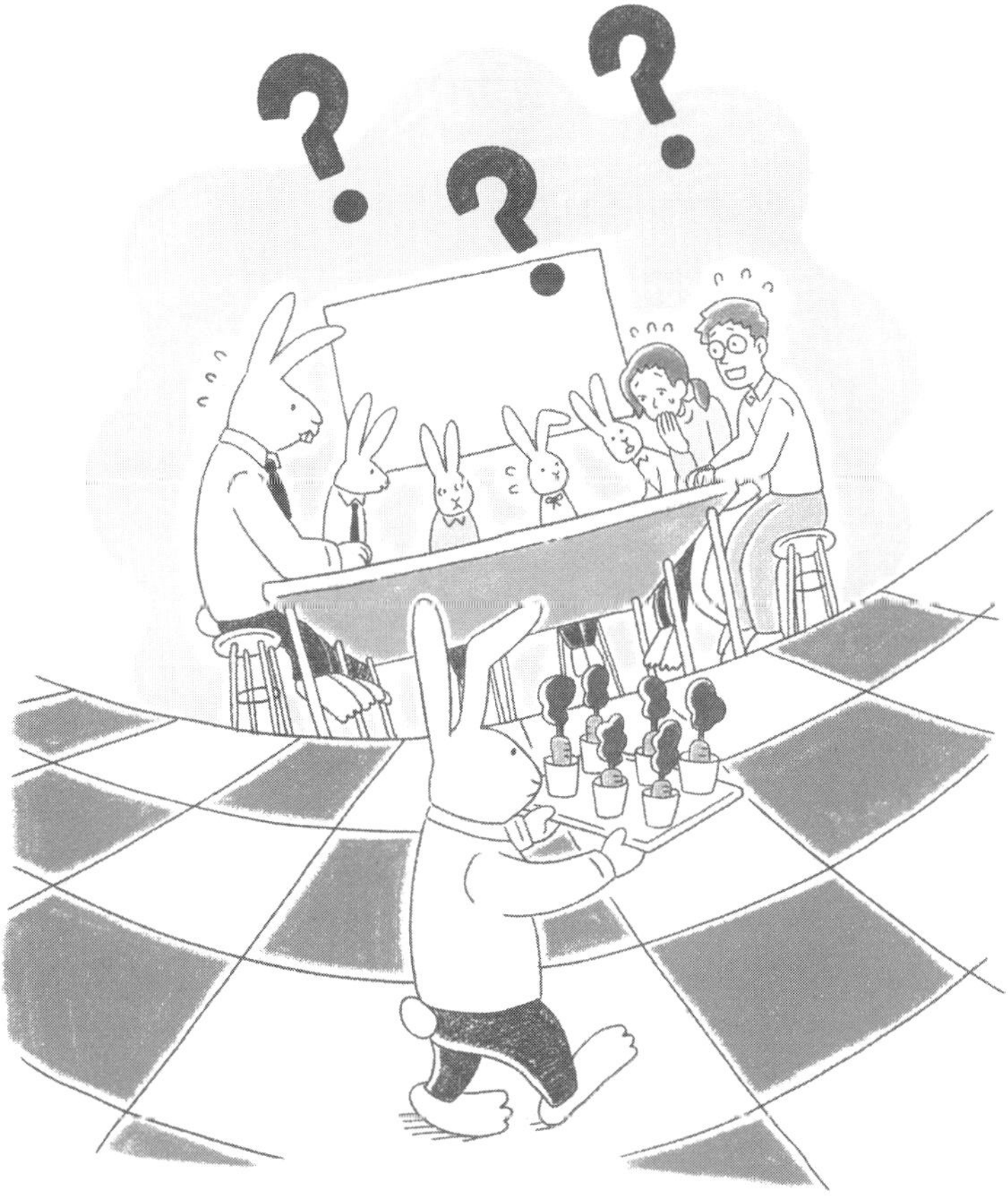

っていなかったんですが、おそらく出席していた事務職員はもっとわからなかったんじゃないかと思います」

「そうですね。たぶん日本の悪いところだと思うんですが、ルールが上から降ってくると、そもそもそれが何のために必要なのか、という問いがすっかり忘れられて、ルールだけが生き残る、ということが起きてしまいがちです。その意味でも倫理審査委員会が定期的にそのミッションを考え直す機会を設けることは大事だと思っています。

あともう一つそうなってしまう原因は、この手の委員会が儀礼化してしまい、そもそも本来のミッションとはかけ離れた意思決定の場になってしまうからだと思います。例えば、詳細もわからない外国で生じた有害事象のリストを見て研究の継続可否を判断する、というのは非医療系の委員にとってはもちろんのこと、医療系の委員でも難しい話です。だとすれば、その評価は国が行い、委員会は情報共有のみ、という整理だってありえるわけです。その意味では、本当に立場が異なる人たちが膝を突き合わせて考えなければいけない話題だけを議論する場になるようにデザインする必要があるんですが、どうも日本人はその辺りの切り分けが苦手ですね……」

「ええ。なんというか形としては全員で決めたというか、『赤信号みんなで渡れば怖くない』というか、そういうメンタリティはあると思います」と火浦が答え、次のように続けた。

「それで土田先生、せっかくの機会なので聞いてみたいんですが、外部委員の考え方が日本でもだんだんと変わってきたということなんですが、こういう傾向はこれからも強くなっていくんでしょうか？　つまり、日本でも裁判員制度ができましたけど、倫理審査委員会だと今でも多数は医療者や研究者だと思うんですよね。この比率はこの後どんどん変わっていくものなんでしょうか？」

「そうですね。今だんだんと非医療者が増えてはいるんですが、おそらくは半分になるとか、多数派になるとかはないかな、とは思います。この辺りは国によっても考え方が違っていて、確かに陪審員制度的な考え方で半数以上が研究の『素人』からなる委員会で運用している国もあれば、日本のように、あくまでも基本は研究者や医療者といった専門家で、そこに少し外部の視点を入れてもらうという目的でその他の委員を活用している国までいろいろですね。日本の場合は、そもそも外部の人間が病院や医学部には入りにくい構造がありましたから、それが実質化するだけでもそれなりに大事な変化だとは思いますが」

「そうなんですね。ありがとうございます」

「はい。ではリスク・ベネフィット評価の一般論はこの辺りにしておいて、ここからは火浦先生の二つ目の質問に移りたいと思います」

研究の社会的価値とは

「さて、それで水野さんの疑問とも重なる点なんですが、研究の社会的利益をどこまで考慮すべきか、という点について、リスク・ベネフィット評価の枠組みで考えてみたいと思います。

先ほど見たように、この枠組みは研究対象者のリスクや負担が重い研究であればあるだけ、直接的利益と社会的利益を合算したものが大きくなることを求めています。つまりは、それなりに患者に負担を求めるような研究になればなるほど、直接的な利益も含めて『利益』による正当化を要求しますよ、というのがこの考え方です。

ただしこれは逆にいえば、研究対象者にほとんどリスクや負担がない研究では、そこまで強い社会的利益を想定しなくて良い、ということになります。例えば、過去に別研究のために採取された血液を類似の別研究に使う場合だとか、電子カルテのデータを引っ張ってきて集計するような研究がそれにあたるでしょうか」

土田の話を聞いて、火浦が話し出した。

「そうか。それで思い出したんですが、以前、診療科内でカルテのデータを使うだけの研究を申請した際に、倫理審査委員会から研究目的についてかなり突っ込んだ意見が出たことがあります。そのときは、何ら患者に負担をかけるものでもないし、学会報告で倫理審査を求められているから仕方なく申請しているだけで、そこまで説明する必要があるのかな、と思ったのが正直なところです。

その意味では僕自身はリスクに応じて評価の厳格さを変えて良い、と考えているんだと思います」

これについて、水野はまた別の角度から話を始めた。

「でも、私はいくら患者さんに負担がないからといって、適当な研究計画書で倫理審査を通しても良い、というのは違和感があります。

もちろん、事務局としてはあまりにも審査件数が増えるとさばき切れなくなってしまうので、どこまで細かく出してもらうのかは悩みますけど、それでも審査は審査ですし、カルテのデータを使った研究だけを特別扱いするのはちょっと違うような気がします。どこで線引きするのか難しいですし、ダブルスタンダードになるのも違和感があります」

「そうですね。お二人の言いたいこと、よくわかります。ここは結構判断が分かれるところなので、ちょっと丁寧に背景を紹介しますね。それで、実は研究対象者へのリスクや負担がほとんどない研究に対して、どこまで厳密な社会的利益を要求すべきか、という問いについては二つの立場があります。

まず一つ目は、リスクや負担の有無にかかわらず、社会的な利益がない研究は非倫理的であり認められない、という立場ですね。水野さんのさっきの意見はこれに近いかな。現行のCIOMSガイドラインもこの立場です。昨日も出てきたけど、例えば企業の販売促進のための研究には『科学的・社会的価値』が欠如しているから認めない、というのはそういう立場ですね。

それに対してもう一つの立場は、あくまでもリスクや負担との関係で社会的な利益は問題にすべきであり、リスクや負担が小さい研究では意義を厳格に評価しなくともよい、というものです。先ほども説明した通りですが、リスク・ベネフィット評価の考え方はこれになるわけです。なので、この考え方を採用すれば、リスクが一定程度ある研究や、研究対象者が弱者である場合にのみ社会的利益は厳しく評価すべき、ということになります。火浦先生はこれですね。世界医師会ヘルシンキ宣言はこの立場だと考えられています」

「へえ。国際的なガイドライン同士でも違ってるんですね」

火浦は少し驚いたようだ。

「ええ。この辺りは基本的な価値観をめぐる対立でもありますし、そう簡単に合意できない部分だとは思います。

それで、この二つの立場の違いは何に由来しているかというと、研究倫理の原則として、リスク・ベネフィット評価とは独立に社会的利益の評価を求めるべきだ、と考えるか否か、という点なんですね。この文脈では社会的利益というよりも『社会的価値（social value)』と呼ぶのが一般的なので、ここからは『価値』と呼びます。

歴史的には社会的価値に関係する項目を初めて明示したのはニュルンベルク・コードだといわれています。インフォームド・コンセントのところでも触れたように、ニュルンベルク・コードは『自発的な同意の絶対性』を定めたことでよく知られているんですが、実はその第二項に『実験は社会のために有意義な結果（fruitful results for the good of society）をもたらすものでなければならない』という文言があるんです。これは特にリスクの有無や大小とは無関係に書かれていますから、そういうものと独立に研究の『価値』を求める立場だと今では理解されています。

ただ、当時そうした議論が明示的に行われていたわけではなく、この議論の輪郭がはっきりし始めるのは一九八〇年代以降です。具体的にはカナダの哲学者フリードマンが、『社会的価値』を『科学的妥当性』から独立させるべきだ、という論文を書いたのが一つの画期です。それまでは研究の『価値』と科学としてちゃんとしているか、という問題は一体のものとして考えられてきたんですが、フリードマンはこの二つは違うよ、という指摘をしたわけですね。要するに、科学的には妥当でも、仮説自体がトリビアルであったり、つまらない研究は世の中にあるわけで、こういう研究は『価値』がないと。

ちょっと単純化した見方ですが、『社会的価値』というのは研究の『目的』に関わるものであるのに対し、『科学的妥当性』は研究の『方法』に関わるものだと考えるとこの辺りはわかりやすいかなと思います」

「なるほど。確かに手法は妥当なんだけど、結局それ調べてどうするの、というタイプの研究はよくありますね」と火浦が言った。「それこそ、いわゆる『種まき試験（seeding trial）』とか、研究計画の体裁は整っているけど、目的が弱すぎて、結局結果が出ても何も現実が変わらない、というタイプの研究は確かに僕もどうかと思います」

「火浦先生、『種まき試験』って何ですか？」と水野が尋ねた。

「新しい薬が発売されたときに、既存の競合薬と比較するとか、安全性を長期で観察するとかいろいろと名目を立てて研究が計画されるんだけど、実際には医師に新しい薬を使わせることに主眼があって、研究の結果はどうでもいいような研究といった感じかな」と火浦が答えた。

「結局、医師は今使っている薬がうまくいっていれば新しいものに手を出さないので、そこに研究という文脈をかませることで処方行動に影響を与えよう、というような意図なんだと思います。ある意味、研究計画であれば画一的な処方が一斉に可能になるわけで、それで実際使ってみて使い心地が良ければ切り替えようか、というような流れを期待しているんでしょう。その意味でも研究としての価値ではなくて、企業のマーケティング目的で行われる研究です。実際、大学病院で大きな研究を引き受ければ、関連病院含めたいろんな病院で一斉に新しい薬を使い始めるということも起きたりしますしね」

「ああ。じゃあ、前に石井先生がかなり憤慨して却下した研究もそういう類いのものだったのかもしれませんね……」

水野は以前のことを思い出しているようだ。

「そうですね」と土田が言った。「あとよく議論になるのは、海外や国内ですでに実施されている試験をそのままなぞるような試験ですかね。もちろん、薬の効き方に人種差がある場合だとか、複数の臨床試験で結果を検証しなければいけないものなんかはありますけれど。

それで話の続きですが、今ではこの『社会的価値』は科学的妥当性とは区別された独立の価値だと考えられるようになったわけですね。火浦先生、エマニュエルらの八原則は知っていますか？」

「ええ。臨床試験のトレーニングコースで習いました。でも確か七原則じゃありませんでした？」と火浦が答えた。

「最初に出たときは七原則だったんですが、そのあと『協同的なパートナーシップ』が加わって今の最終版は八原則ですね。ちなみにこんな感じです」

土田はタブレットを二人に見せた。

「ああ、確かに二番目の原則に入っていますね。思い出しました」

「ちなみに、ここについての彼らのまとめを読んでおくと、こんな感じですね」

倫理的であるためには、臨床研究は価値あるものでなければならない。それはつまり、健康や福利

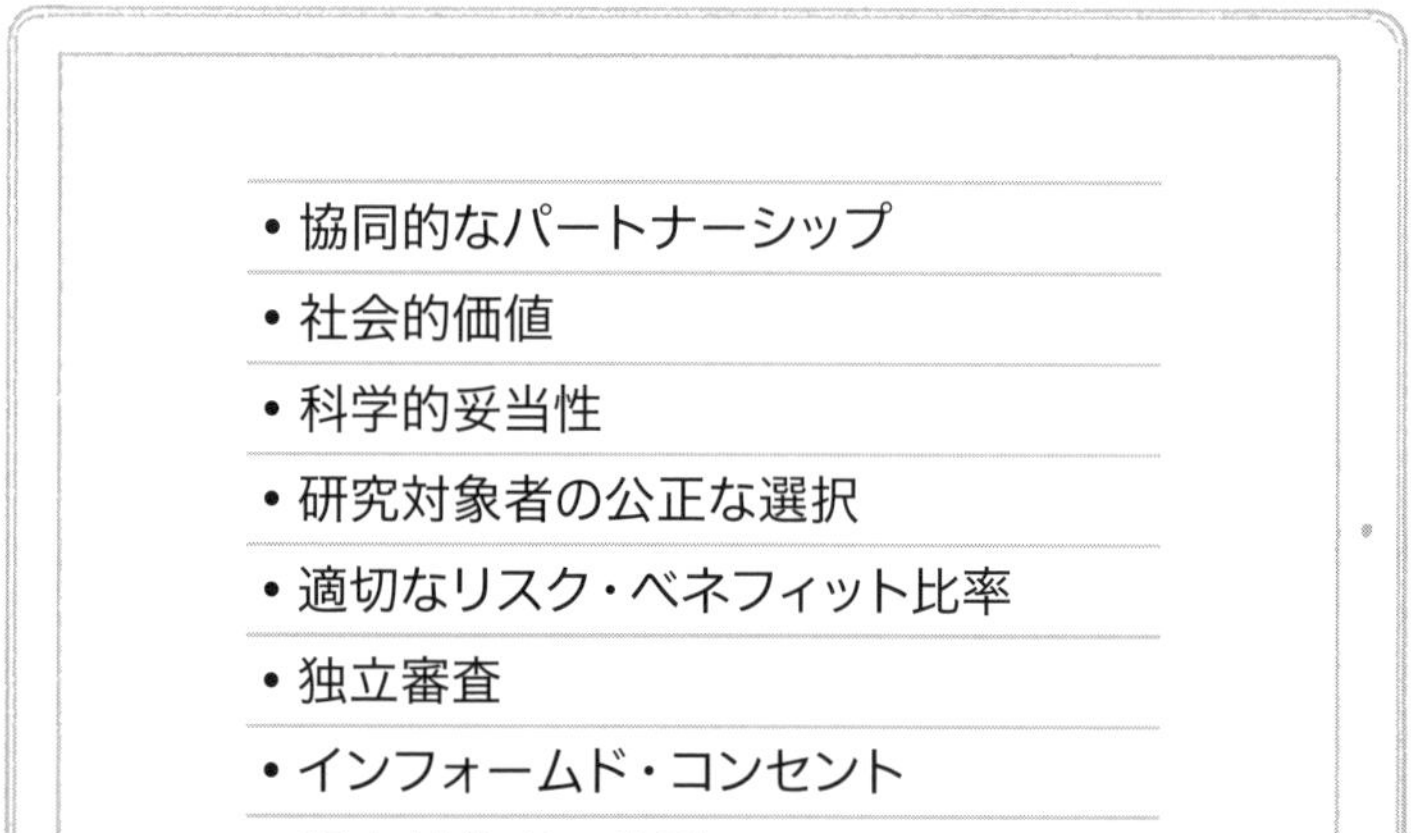
• 研究対象者の尊重

の改善をもたらしうる診断的・治療的介入を評価する営みであることを意味する。仮に直ちに実用的な結果を生み出さないにせよ、そうした介入を発展させうる予備的な病因学的、病態生理学的、疫学的な研究であったり、人の生物学的な機能や構造についての重要な知識を生み出しうる仮説を検証する営みである。

「前回少し話しましたが、後半は直接的な成果じゃなくても、次の研究につながることで価値を生み出すんだ、ということが補足的に書かれています。CIOMSガイドラインも基本的にはこれに近いですね。ただその一方で、ヘルシンキ宣言にはこれに該当する文言はないんです。なので、ヘルシンキ宣言の立場を取れば、社会的価値は独立した規範ではなくて、あくまでもリスクや負担との相対的な関係で決まるよね、ということになります」

土田は二人の理解を確認して話を先にすすめることにした。

社会的価値は必須か

「ただ最近になって、生命倫理学者の間でも、これって本当に独立した規範なの、という指摘がされるようになり、ちょっと議論が起きているんです。哲学者のワースハイマーが代表格なんですが、『これまで臨床研究には社会的価値が必要だ、と主張してきた議論はいろいろあるけど、詳細に見ていくと、うまくいっていないよね』ということを彼は言っています。

ワースハイマーが取り上げている立場は二つあるんですが、一つ目は『搾取防止論(exploitation avoidance argument)』と呼ばれるものです。これは要するに、価値のない研究の実施を許容すると、患者の弱みに付け込んで研究の素材として利用される機会を助長してしまうんじゃないか、という批判です。ただ、これに対して彼は、そもそもほとんどリスクがない研究だとそんなこと言えないし、患者がちゃんと研究から利益を得ている場合もその批判は当たらないよね、と返しています。

もう一つが、『資源配分論(allocation argument)』です。これは無駄な研究に税金を使うのは問題ありでしょう、だから価値は必要、という議論なんですが、その議論は企業資金で実施される商業的研究に対しては無力だよね、というふうに返すわけです。

結論として、ワースハイマーは少なくともすべての研究に対して社会的価値を求めるのは無理筋だ、というわけです。搾取防止を根拠にすると、リスクが高い研究は引っかかるかもしれないけれど、そうでもない研究には社会的価値を求めることは難しいし、資源配分を根拠にした場合は、企業資金で実施される研究には当てはまらない。なので、社会的価値はインフォームド・コンセントやリスク・ベネフィット評価と並ぶような普遍的な原則じゃなくて、少なくともリスクが低くて民間資金でやる研究には必要ない、というのが彼の結論です。お二人はこの話どう思いますか？」

「ああ。僕は結構すっきりしますね」と火浦が言った。

「自分自身を振り返っても、後輩の立てた研究計画に少々穴があっても、まあ患者に迷惑かけないような研究ならやってみたら、という感じになりますし。逆にやっぱりそれなりに侵襲がある研究なら、研究の必要性についてしっかりとした理屈を積み上げないとダメだよって言ってますね」

「うーん、私は微妙ですね」と水野が言った。

「倫理審査委員会を運営している立場だからかもしれませんけれど、特定の研究に対しては社会的価値を認めないでも承認してしまう、というのが何だかバランスが悪いような気がしますけど……」

「はい。水野さんの懸念はわかりますよ」と土田が言った。

「ワースハイマーに対する反論の一つに、いやいやそんなことやってたら臨床研究全般に対する社会的信頼が掘り崩されてしまうじゃないの、というものがあります。要は臨床研究というのは多くの人が関わって実施する『公共的な事業』であって、倫理審査委員会はその事業の品質保証をしているようなものでしょうと。それなのに、一部の研究に対しては品質保証をしないでいい、ということになると、研究をチェックする仕組み全体が疑わしくなっちゃうよ、というのがそれですね」

「はい。私もその辺りが気になります」と水野が言った。

「うーん。それはわかるんですが、でもそんなこと言いだしたら、別にすべての研究が倫理審査の対象になってるわけじゃないし、何だか検閲みたいな話になってきませんかね。学問の自由もあるわけですし……。ちなみに土田先生はどういった立場なんでしょうか？」

と火浦が尋ねた。

「そうですね。私自身はワースハイマーよりは広い範囲で社会的価値を求めるべきだと考えていますが、すべての研究に対して高い価値の実現を求めなくても良い、と考えています。その意味では、どちらかといえば、リスクと関係なく社会的価値を要求する、という立場ではないと思います。

ただ、これは文脈によるところもあって、研究者の自主的な規範としてこれを求めることについてとやかく言うつもりはないんですね。私の場合、研究に関わるのは倫理審査という場面が大きいので、あくまでもその場面を念頭においてのことになります」

「というと、どういうことでしょう？」

火浦が怪訝そうに聞いた。

「例えば、診療科や特定の研究グループの内部で徹底的に社会的な価値について議論することは研究者としては望ましいし、そういう文化があることは高く評価されるべきだと思います。

それに対して、倫理審査委員会は、場合によっては法令に基づいて、ある種の強制力をもって研究者に向き合っているわけです。そういう場面では、自己決定権や生命・身体の保護のような明確に保持すべき価値に抵触する場合を除き、そこまで強い判断をすることは慎むべきだ、と私は考えているんですね。ある種の権力を手にしているわけなので」

「ああ。だから先生は時々研究者への修正要求に対して、ちょっと踏み込み過ぎではないか、と言われるんですね」と水野が言った。

「はい。まあ私の性格の問題かもしれませんが、基本的には強い修正要求は限定的なものだけで、その他はあくまでも参考意見として言うようにしています。それでいうと、リスクがそれほど大きくない研究に対して、高い意義を求めるのは難しいというのが個人的な見解です。もっとも、社会的価値の程度についての評価は難しいですけれど」

「もう一つ質問しても良いでしょうか」火浦が土田に尋ねた。

「もちろんどうぞ」

「ありがとうございます。先ほど土田先生がワースハイマーよりも広い範囲で社会的価値を求めるべき、ということを言われたので、その点です。それって逆に言えば、企業資金で実施するリスクの低い研究であっても、高い社会的価値を求める場合がある、ということですよね？」

「そういうことになりますね」

「それがどんな場合なのかが僕にはちょっと想像がつかないんですが……」

拡大資源配分論

「わかりました。これは私もまだ考え中のものなんですが、一番わかりやすいのはこういう事例でしょうか。

ある製薬企業が、新しい機序でより確実に血圧を下げる薬を開発したとしましょう。しかし病院に営業に行っても、血圧を下げる良い薬がすでにたくさんあるので、なかなか医師に選択してもらえません。そこで企業は大学病院の医師と組んで、三千人の患者を対象として、これまでの薬と新しい薬を投与する群に半々に分け、両者に少なくとも同程度の降圧効果があることを検証するという研究を企画しました。参加する患者にもメリットがあるようにと考え、一回の通院あたり五千円のＱＵＯカードを提供します。もちろん、既存薬が良いと考えている患者は研究に参加する必要はなく、いずれでも良いという患者のみが参加することになります。データ収集や解析は企業が委託したＣＲＯ（Contract Research Organization）が担当し、研究経費は契約に基づいて適切に処理されます。

それで問題なんですが、この研究をワースハイマーの枠組みで考えると、必ずしも社会的価値を求めなくても良いので、このまま実施してよい、という結論になりそうなんですね。どうです、火浦先生？」

火浦はしばらく考えてから答えた。

「うーん。やっぱり研究目的が引っかかりますかね。既存薬と同等の降圧効果を実証しても大した意味はなさそうですし、それに三千人の患者を巻き込んで試験するというのはちょっと受け入れにくいです」

「ではちょっと設定を変えましょうか。

実は新しい薬には血圧を下げるだけではなくて、その作用機序から心血管保護効果が期待できるのではないか、と企業側は考えています。それによって、単に血圧を下げるだけではなく、本来の目的である脳卒中や心筋梗塞の発症がより優位に予防できるのではないかと。そこで今回の試験では、降圧効果は同じだとしても、どちらにより高い心血管保護効果があるかどうかを明らかにしたいと考えました。実は話を持ちかけられた大学の研究者もこの薬の機序に関する研究をしていたので、これまでの薬とは違う効果があると確信しており、学術的にも関心がある。この設定だとどうでしょう？」

「そうですね。このくらいの大規模な臨床試験であれば、少なくともその程度の見込みがないと実施してはいけないような気がします」

「そうですか。でも、ワースハイマーの議論に従えば、そもそも企業資金なので資源配分論による正当化は難しいですし、リスクについてもすでに日常診療で使える降圧剤を使うだけですから、何か特段のリスクはないですよね？

そうなってくると、最初の設定にあるような企業の販売促進を目的とした研究であっても特に問題はない、ということにならないでしょうか？」

火浦はまたしばらく考え込んでから答えた。

「そうですね。やはり僕としてはこの規模の試験であれば、社会的価値を求める、ということになりますね。そうなると確かに、資金源とリスクの高低だけでは僕自身も考えていない、ということなんでしょうね……」

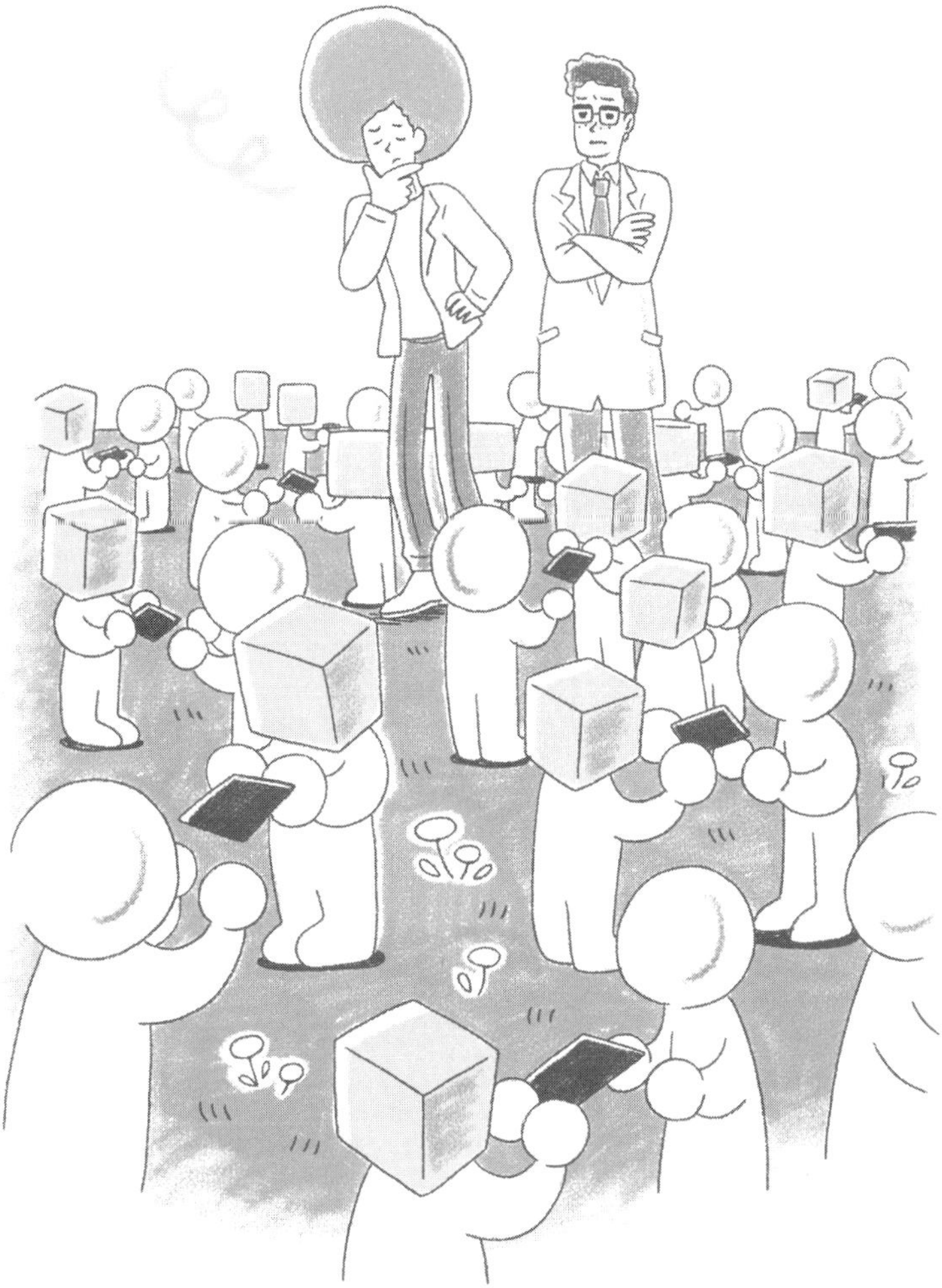

「私もやっぱり最初の設定には違和感があります」と水野が言った。

「患者さんにとってのリスクは大きくないとは思いますが、これだけの数の患者さんの治療方針に影響を与える研究を純粋な販売促進目的で実施する、というのは許容できないと感じます。それに、やはり臨床試験である以上、薬の投与以外にも評価のための検査項目が増えたり、場合によっては来院頻度が上がったりと、現実の医療にも大きな影響を与えます。採血ひとつとっても、医師以外の医療者の手間がかかりますから、そう簡単に何でも実施していい、というわけにはいかないと思います」

「水野さん、ありがとうございます。良い指摘をしていただきました」

土田が水野のほうを向いて言った。

「私自身は『拡大資源配分論』と呼んでいますが、やはり医療現場で実施する研究は、医療資源を使う、ということに敏感でなければいけないと思っています。その意味では、ワースハイマーのいう『資源』は研究費に限定していて狭過ぎます。臨床試験ってやはり多くの人々が協働して実施している事業で、そこには必ず医療資源が関わるということはしっかり考慮すべきだと思うんですよね。

そう考えていくと、資源のなかには少なくとも医療資源を入れて考えないといけない。実際、医療者が研究にエフォートを割くことで、その分医療提供に割く時間が減少する、ということは起こりえるわけです。なので、治療方法に介入する研究は研究実施によって、公共的で有限な資源である医療資源を使う恐れがあるので、その場合には社会的価値をそれなりに要求すべきだ、という結論が導かれます。そういう意味で、私はワースハイマーよりは広い範囲で高い社会的価値を要請しても良いのではないか、と考えているわけですね」

「なるほど。それは逆に言えば、日常の医療業務に影響をほとんど与えないような研究活動については、そこまで高い社会的価値の確保を求めない、ということになりますね？」

と火浦が尋ねた。

「はい。実際の研究計画に即して言えば、もちろんどこで区切るのかが微妙なケースも出てきますが、ひとまずの方向としてはこの辺りかなと考えています」

気がつくと周りにすっかり人はいなくなり、ランチの時間が終わろうとしていた。店員に促されて土田たちも席を立ち、店を出ることにした。それにしても今日の話は難しい。土田もしばしば判断が揺れてしまう。火浦と水野もある程度は納得してくれたが、また実際に難しい研究計画が申請されてくれば、そのつど丁寧な議論をしなければいけない。それに、そもそもウチの倫理審査委員会でさえ、どんな研究にどの程度社会的価値を求めるべきかについてはまだ合意できているとはいえない。ただ逆に言えば、そういう決まらなさがあることがこの分野の面白さでもあるわけで、土田自身はこの議論を楽しんでいるところもある。

さて、気持ちを切り替えて午後の会議に向かわなければ。

リスク・ベネフィット評価　さらに学びたい人のために

ここでは、いよいよ研究倫理の「本丸」ともいえる「リスク・ベネフィット評価」についてのトピックを扱いました。このテーマについてはまだ統一した見解があるとは言い難いのですが、ひとまずの概要としては以下をお読みください。

- 田代志門「臨床研究におけるリスク・ベネフィット評価」（『医学のあゆみ』二四六巻八号、二〇一三年）

第五話では、利益の分類について説明していますが、ここで採用した三分類についてさらに詳細を知りたい人は以下をお読みください。

- King NM, "Defining and Describing Benefit Appropriately in Clinical Trials," Journal of Law, Medicine & Ethics, 28(4): 332-43, 2000.

また、研究対象者への支払いについては、本書では「補償モデル」を採用していますが、その他の立場を含め議論の全体像が知りたい方は以下が参考になります。

- Dickert N, Grady C, "Incentive for Research Participants," In Emanuel EJ, Grady C, Crouch RA, et al.(Eds.), The Oxford Textbook of Clinical Research Ethics, Oxford

University Press,386-96, 2008.

第六話では社会的利益をめぐる論争を取り上げています。論争の概要については以下をお読みください。「拡大資源配分論」の提案も含まれています。

田代志門「倫理審査委員会の役割を再考する——被験者保護から社会的信頼へ」（『法哲学年報（二〇一七）』二〇一八年）

ここで取り上げているワースハイマーの議論と、それに対する代表的な反論が以下の論文です。

Wertheimer A, "The Social Value Requirement Reconsidered," Bioethics, 29(5): 301-8, 2015.

Wendler D, Rid A, "In Defense of Social Value Requirement for Clinical Research," Bioethics, 31(2): 77-86, 2017.

なお、ICH-GCPとCIOMSガイドラインについては、原則として以下の訳文を引用しています。

「ICH医薬品の臨床試験の実施に関する基準（GCP）のガイドライン」（『臨床評価』二四巻 Suppl.X, 一九九六年）

国際医学団体協議会（CIOMS）（栗原千絵子・齊尾武郎訳／渡邉裕司監修）「人間を対象とする健康関連研究の国際的倫理指針」（『臨床評価』四五巻四号、二〇一八年）

また、エマニュエルらの八原則の最終版は以下をご参照ください。本書で引用したのも以下からになります。

◆ Emanuel EJ, Wendler D, Grady C, "An Ethical Framework for Biomedical Research," In Emanuel EJ, Grady C, Crouch RA, et al (Eds.), The Oxford Textbook of Clinical Research Ethics, Oxford University Press, 123-35, 2008.

第七話

研究における「弱者」とは

研究対象者の公正な選択［その1］

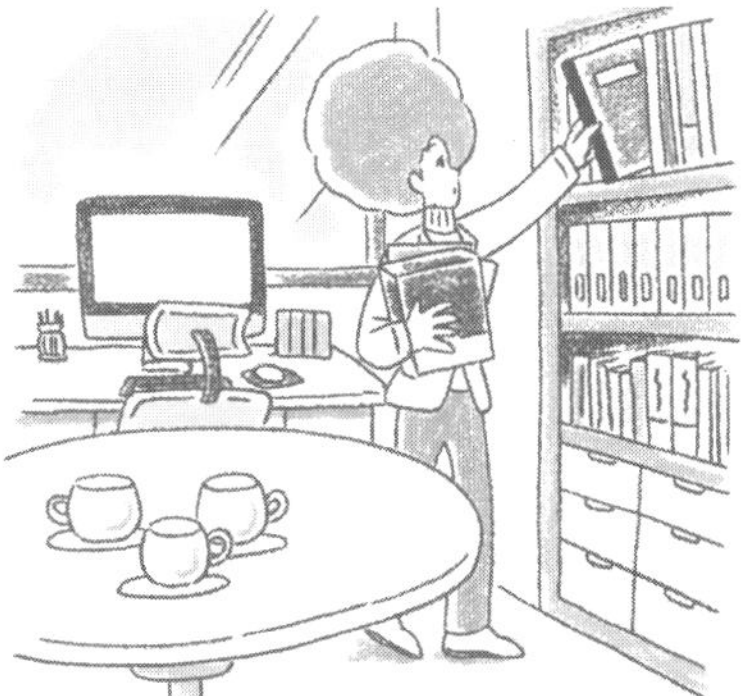

土田が働いている湾岸大学の病院では、毎月第三木曜日の午後に倫理の事例検討会が開催されている。こちらは特に臨床研究に関係したものではなく、日々の診療やケアの場面で倫理的な判断で引っかかる事例を取り上げて、多職種で話し合う場だ。具体的には、「両親が揃って反対しているけれども、子どもに病名や病状を正確に伝えるべきか」とか「子どもにがんと闘っている姿を見せるために、エビデンスのない抗がん剤治療をしてほしいという患者の要望に応えるべきか」といった類いの問題だ。

土田が赴任する以前から定期的に開催されていたのだが、今では運営側に回り、話し合いのファシリテートを担当している。今日の検討会には珍しく水野と火浦が参加していた。事例が、治験への参加を希望していた患者さんのケースだったからかもしれない。土田にとっても臨床現場の具体的な課題を知る良い機会で、毎回楽しみにしている。

会の終了後、二人が土田のところにやってきた。水野は場の雰囲気が気に入ったようで次回からも参加したいと言う。火浦も今度事例を出してみたいとのことなので、ぜひお願いします、と言っておいた。別れ際になって、水野が「以前経験した治験を振り返って考えてみたいことがあるんですが……」と話し始めたので、それなら明日の午後が空いているからどうぞ、という話になった。火浦も是非同席したいとのことだ。統合失調症の治験だということなので、精神科の臨床研究のトピックを今晩ちょっと復習しておいたほうが良いかもしれない。そんなことを考えながら土田は部屋に戻った。

統合失調症の治験の事例

翌日、いつものように昼食後にコーヒーを落としながら部屋の片づけをしていると、水野と火浦がやってきた。二人を小さなテーブルに案内してコーヒーを渡しながら土田が言った。

「それで昨日の件ですが、まずは水野さんからケースについて話していただけますか？」

水野はコーヒーカップを机に置き、ゆっくりと話し出した。

「はい。私がＣＲＣとして働き始めた最初のころに経験した治験で、統合失調症の患者さんを対象とするものです。海外で先行して開発が進められ、当時日本でも新しいタイプの抗精神病薬として注目されていました。入院で行う六週間のプラセボ対照試験で、試験開始前に休薬する期間が最大二週間設定されていました」

「なるほど。そうすると実際にはプラセボ群に割り当てられた患者はほぼ二か月間無治療ということですね」土田が水野に確認した。

「はい。そうなんです。対象になる患者さんは急性増悪が見られた患者さんなので、無治療によるリスクは当然ありますし、不穏時には救済薬が用意されていましたけれど、本当にこのリスクは許容できるのか、ということが治験審査委員会でもかなり議論になりました。たぶん私が働いていた時期で一番長く議論をしたと思います。

もう一つは、精神疾患の治療薬は急に止めるとめまいや耳鳴りなどの症状が出やすいということもあって、二週間の休薬期間についても懸念が出たのですが、担当医からは抗精神病薬の治験ではプラセボの使用が必須であること、今回の治療薬にはかなり期待が持てるので、ぜひ当院でも参加したいとの強い意見が出され、最終的には承認されました」

「前回の土田先生の話だと、『リスクの最小化』が課題になりそうな試験ですね」と火浦が言った。水野が頷く。

「そうなんです。それで当時の治験審査委員会でも病棟スタッフの配置の妥当性や効果安全性評価委員会の役割、救済薬の内容などがかなり細かく議論されました。

それで、深刻な悪化が見られた場合には迅速に救済薬の使用なり試験中止なりが判断できそうだ、ということになって、ひとまずの合意は得られたのです。ただ私は正直そこまでして自分の病院で引き受けなければいけない試験なのか、内心疑問に思うところもありました。委員も担当医の熱意に押されたのと、海外での試験成績が良かったこと、安全性は国が確認しているはずだ、という議論があって承認になったんですね。ただ、その議論のなかで、最後まで紛糾したのが対象に医療保護入院の患者を含める、という点だったんです」

「というと、この治験では同意能力のない患者も組み入れるということだったんですか？」

火浦が水野に尋ねた。

「はい。研究計画としては同意能力の有無で線引きはしていなくて、代諾での研究参加も許容していました。ただリスクの低い研究ではないだろう、という思いが委員のなかにもあったので、本人同意ができない患者まで治験に入れていいのか喧々諤々の議論になったんです。

それで最近この治験のことを思い出したのは一つきっかけがあって、看護学科の先生から精神科デイケアに通う患者を対象とした調査の申請があったんですね。それで、迅速審査に回したところ、担当した委員から『これは弱者対象の研究で、特別な配慮が必要ではないのか』という指摘事項が返ってきたんです。

『何か特別な配慮を』と言われても研究者は困ってしまうだろうし、この場合は特に問題はないんじゃないかと私は思ったんですが、以前の治験のケースは今でも医療保護入院の患者を対象として本当に良かったのか、ずっともやもやしているんです」

ベルモント・レポート再訪

「なるほど。わかりました」と土田が言った。

「その治験の話は確かにいろいろと難しい要素が含まれていますね。ちょっと腑分けして考える必要がありそうです。

あと看護研究の話も面白いですね。最近日本のガイドラインでも弱者対象研究における保護原則のようなことが謳われるようになったので、倫理審査委員会でも議論になるようになったということでしょうか。そうしたら、今日はまとめてこの辺りの話を一回したうえで、水野さんのケースに戻ってくることにしましょう」

土田はゆっくりと立ち上がってタブレットを取りに行き、火浦と水野に次のスライドを見せた。

「これ、以前も紹介したベルモント・レポートの構成です。前もお話したように、最初にあるA節が『研究と診療の境界』で、最初にお二人に話した内容ですね。要はどこまでが日常診療の一環で、どこから臨床研究になるのか、という区別の話で、意図や目的を基本線とすることをお話しました。

ベルモント・レポートの構成

A節　研究と診療（practice）の境界

B節　基本的倫理原則

- 人格の尊重（respect for persons）
- 与益（beneficence）
- 正義（justice）

C節　応用

- インフォームド・コンセント
- リスク・ベネフィット評価
- 研究対象者の選択

それを前提として、臨床研究の倫理の三つの原則として、『人格の尊重』『与益』『正義』という原則があります。簡単に言い換えてしまえば、『相手を人として尊重せよ』『利益を最大化し、害を最小化せよ』『利益とリスクの負担はフェアに』ということになります」

「すみません、ちょっと質問があるんですが」と火浦が言った。

「以前この原則を見たときにも気になっていたんですが、僕らは大学生のころに生命倫理の授業で生命倫理四原則というのを習ったんですが、それとちょっと似てますよね？　どういう関係にあるんでしょう」

「さすが火浦先生、鋭いですね。と

いうかよく覚えていますね……。

それはさておき、歴史的な経緯を言うと、研究倫理の三原則が先にできて、それを研究だけではなく医療全般に拡大したのが生命倫理の四原則なんです。だからこんな感じの対応関係になっています」

土田は別のスライドを二人に見せた。


「要するに、『相手を人として尊重しましょう』というのが『自己決定を尊重しましょう』という『自律尊重原則』に落ち着き、利益の最大化・害の最小化の原則が二つに分かれ、正義原則がそのままになったわけですね。もともとこの議論をしていたのは同じ人たち

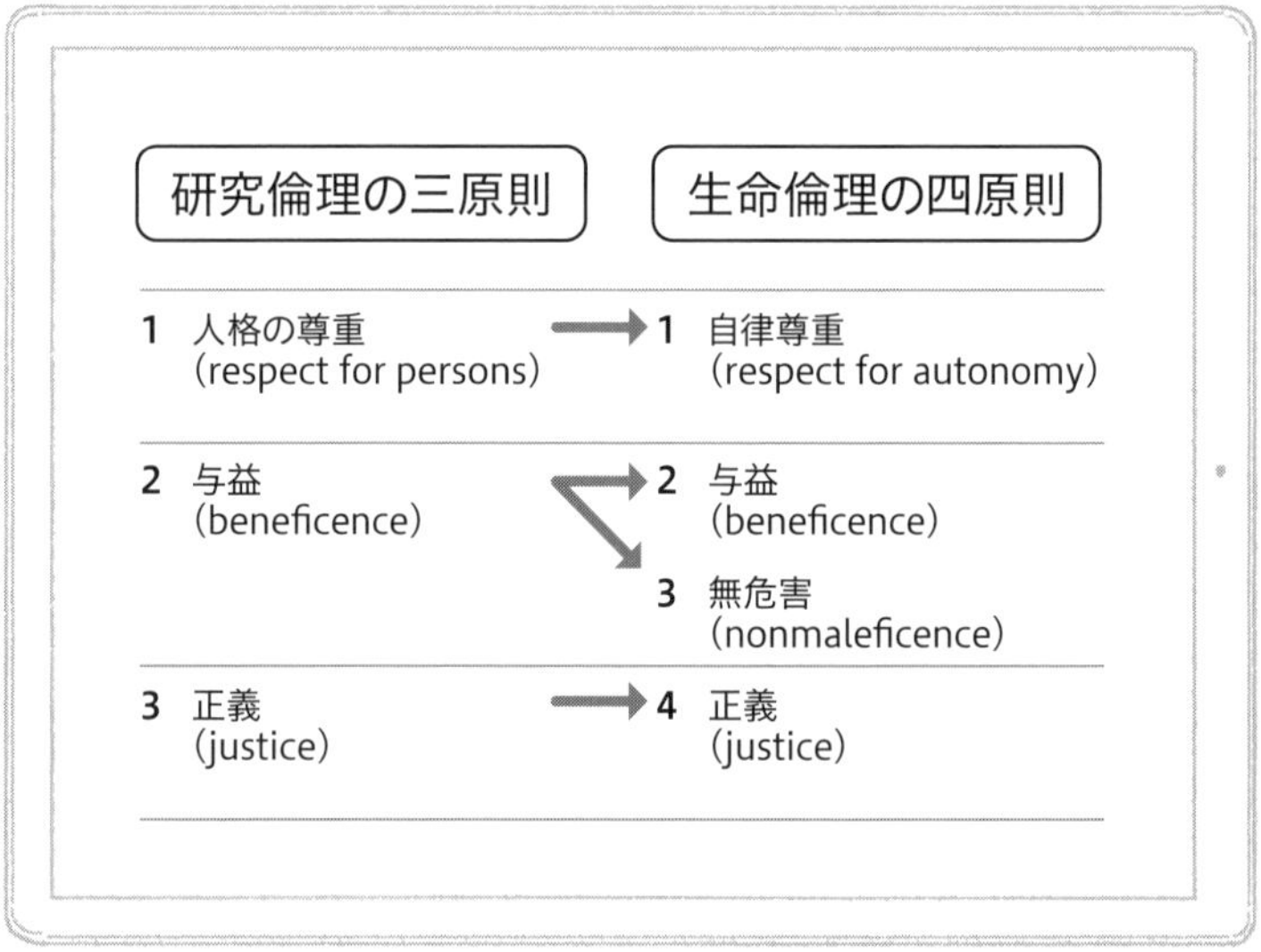

研究倫理の三原則	生命倫理の四原則
1　人格の尊重 （respect for persons）	1　自律尊重 （respect for autonomy）
2　与益 （beneficence）	2　与益 （beneficence）
	3　無危害 （nonmaleficence）
3　正義 （justice）	4　正義 （justice）

なので、そういう意味では大雑把には同じものだと考えておいてもらって良いです。

それで、原則だけだと抽象的なので、ベルモント・レポートでは『応用』のところで、原則に従って実際に何をするのか、ということを示しているわけです。『相手を人として尊重する』というのは適切なインフォームド・コンセントを得る、ということだし、利益の最大化・害の最小化はリスク・ベネフィット評価をしっかりするということになるわけです。

それで、前回まででひと通りここまでの話が終わっていて、今日これからするのが、最後の『正義原則』つまりは『研究対象者の選び方がフェアであること』に関する話になります。要は研究計画において適格基準をどう決めるか、みたいな話だといえばいいですかね」

研究対象者の選択

「というと、どういうイメージになるんでしょうか？　適格基準は科学的に決まるもの、という理解なんですが……」

火浦はやや困惑しているようだった。

「はい、そうですね。まずは適格基準が科学的な理由でしっかりと決まっていて、恣意的な要素が入っていないことがもちろん大事になります。

そのうえでの話ですが、例えば、最近の話題の一つに、細胞治療や遺伝子治療などの新規性の高い治療を初めて実施する際に、他に治療法のない重症患者と小康状態の患者のいずれを対象とすべきか、という問題があるんですね。

前者の『他に治療法のない重症患者こそ研究対象とすべき』という立場は、これまで支持されてきた比較的スタンダードな見解で、研究に参加する患者自身の利益とリスクを重視した立場ですね。抗がん剤の第Ⅰ相試験は、通常は標準治療が無効になってから参加しますから、それを念頭に置くとわかりやすいです。

背景にある考え方は、一番困っている患者に対してこそ研究者は手を差し伸べるべきであり、他に治療法がないからこそ未知のリスクが許容される、というものです。逆に言えば、この立場をとる場合には、研究参加によって小康状態の患者の病状を悪化させることは許容されない、という結論が導かれることになります。

これに対して、後者の『まだ他に治療法がある小康状態の患者こそ研究対象とすべき』という立場はもう少し新しいものです。これは患者自身の自律的な意思決定と研究成果がもたらす社会的な利益を重視したものですね。この立場に立つと、他に治療法があるほうが自律的な意思決定が可能で、直接的利益についても、小康状態の患者のほうが期待できると主張されます。加えて、重症患者だけを集めた研究データは歪んだ結果をもたらす可能性がある、という点もありますかね。

ただしその一方で、小康状態の患者を対象として大きな健康被害が生じた場合には、重症患者に比べて社会的な非難が集まりやすく、リスクが大きい場合には実施がためらわれるのも事実です。実際、遺伝子治療では若い小康状態の患者を対象として臨床試験を実施したところ、死亡例が出てしまい、大きな問題になったことがありますね」

「ああ。アメリカのゲルジンガー事件ですね」と火浦が言った。

「はい」土田は頷いた。

「あの事件をきっかけに遺伝子治療の安全性に全体として厳しい目が向けられるようになりました。これはやはりゲルジンガーさんが若い男性で、この臨床試験に参加しなければ死亡はありえなかったという事情が大きかったと思います。

いずれにしても適格基準をどう設定するか、ということはどんな人たちを対象として研究をすることになるのか、ということに関係してくるわけで、その設定の仕方には価値判断が入ってきます。それで、研究対象者選択の倫理的問題に関して、特に議論になってきたのが特徴的な集団を対象とする研究で、これがいわゆる『弱者』と呼ばれるカテゴリーになるわけです。要は研究倫理の歴史を紐解いてみると、自分で自分の身を守ることが難しい人たちが、場合によっては自分たちとは何の関係もない研究の対象にさせられてきた、ということがあり、それはやっぱりまずいんじゃないか、というのがまずはあるわけですね」

「うーん。もうちょっと具体的に説明してもらったほうが良いかもしれません」と火浦が言った。

弱者研究の歴史

「わかりました。じゃあ、ちょっとだけ歴史を遡りますね。

さっきベルモント・レポートの話をおさらいしたわけですが、現代的な研究倫理のルールが一九七〇年代にできるようになるまでにいろいろな事件があったわけです。例えば、アメリカで問題になった事例としては、一九五〇年代にまで遡る『ウィローブルック事件』と呼ばれるものがあります。これは肝炎ウイルスの伝播様式を理解するために、知的障害のある子どもに対してウイルスを投与したというケースですね。もう一つ有名なものが一九六〇年代に起きた『ユダヤ人慢性疾患病院事件』と呼ばれるケースです。これはがんが免疫応答の低下をひき起こすことを確かめるために、脆弱な高齢者に対してがん細胞を投与したというものです。いずれも研究としては非常に有名で、当時の一流の研究者が実施したものです」

「すみません。ちょっと質問しても良いですか」と火浦が尋ねた。

「前に出てきたニュルンベルク・コードとの関係がよくわからなくなったんですが、あれが最初の国際的な研究倫理のルールなんですよね。それで一九六〇年代にはヘルシンキ宣言ができているはずなのに、なんでそんな研究が実施されていたんでしょう？　そもそもニュルンベルク・コードはアメリカ側が作ったものですよね？」

「火浦先生、さすがによく覚えてますねえ。はい。ちょっとややこしいのでちゃんと話してなかったんですが、ざっくり説明すると、実はニュルンベルク・コードもヘルシンキ宣言もできた当初はそこまでの影響力がなく、七〇年代になって事後的に発見された、というところが大きいんですね」

「どういうことでしょう」

「そうですね。一番わかりやすい説明をすると、ニュルンベルク・コードがナチスドイツの人体実験を契機に作られたことは以前説明したと思います。それで、日本軍による非倫理的な人体実験もそうなんですが、第二次世界大戦中に軍が関与して実施した研究は、今から見ると相当『特殊』な感じがすると思います」

「それはそうですね。時代背景が違いますし、軍が圧倒的な権力を持っているなかで医師が抵抗することが難しかったという事情はありそうですし」

「はい。本当はその辺りは微妙で、むしろ軍を利用して医師が自分たちが普段やりたくてもできなかったことをやった、という側面もあるのですが。それはさておき、もちろん時代背景がかなり今とは違うわけです。あともう一つ、研究対象者には捕虜が含まれますから、ここは相当普通の研究とは違うわけですよね。そもそも同意を取得するということ自体が想定されていなかったでしょうし、仮に同意を取得してもそれに意味があるかどうかさえ疑わしい状況もあったと思います。

そういうこともあって、実はニュルンベルク・コードができた当時は、このルールは国際社会では全く無視されていたんです。あれは特殊な戦争犯罪者のためのルールで、まともな医師や研究者にとっては必要ないルールだと。

それが、むしろ戦後になって戦争に勝ってナチスドイツの医学犯罪を裁いた国の側でも、いろいろと問題のある研究が行われていることが明らかになってくるのが一九七〇年代で、現代的な研究倫理の枠組みはそこから生まれてくることになります。その際に、後からその重要性を発見されたのがニュルンベルク・コードやヘルシンキ宣言だったわけです」

「そうなんですか」と水野が驚いたように言った。「何となく歴史的にだんだんと研究倫理のルールが整備されてきた、というふうに思っていましたが、そうでもないんですね」

「ええ。もちろん過去の議論の積み重ねがあって新しいルールが作られているんですが、実際にはそれほど単線的な発展ではないということです。

さて、ちょっと横道にそれてしまいましたので、元に戻しますね。実は先ほど出てきた二つのケースは対象がとても特徴的なわけです。施設に収容されている障害児や脆弱な高齢者といった、自分で自分の身を守ることが難しい人がターゲットになっていて、高齢者のほうは、がんに罹患していない人にがん細胞を投与するという研究ですから、そもそも本人たちの健康問題とは関係のない研究が行われています。

それで、今たまたまアメリカの話をしましたが、実はこの時期には世界中で似たようなことがスキャンダルになっていました。例えば、日本の一九五〇年代だと有名なケースとして、名古屋乳児院特殊大腸菌感染実験と新潟大学ツツガムシ病感染実験があります。最初のものは、特殊大腸菌研究のため乳児に大腸菌を投与し、一部の乳児は重態に陥り、感染した他の乳児一名が死亡した、とされています。もう一つのほうは、ツツガムシ病の治療法開発のために精神病院の入院患者一五〇名に対してツツガムシ病の病原体を投与し、うち一一名は研究のために皮膚の一部を切除したというものです。

これもやっぱり対象が特徴的ですよね。乳児院というのは何らかの事情で子どもを育てられなくなった親が子どもを預けている場所ですから、いうなれば親の目がない場所なわけです。自分の子どものことを考えればわかりますけど、多くの親は子どもの健康問題に敏感になり過ぎるくらい敏感になっていますから、これから本人には利益はないですけど『実験台』にしますよ、という話にはそうそう乗ってこないわけです。

また、精神病院も今よりもさらに閉鎖的な場所でしたから、そこでは患者は医療者の強いコントロール下に置かれていたわけです。それでこのケースもユダヤ人慢性疾患病院事件と同じく、精神疾患の研究ではなく、さしあたり研究対象になった患者にとっては特に関係のないツツガムシ病の研究だったわけで、そういう意味でもよく似ています」

土田は一気に話し終えてから、手元のコーヒーを一口飲んだ。

「それで、ちょっと長々と歴史の話をしたのは、研究倫理において『弱者保護』というテーマがなぜこれほど繰り返し出てくるのか、ということを理解するためにはこの辺りのことを知っておく必要があるからなんですね。

臨床研究の本質が、自分のためではないリスクや負担の受け入れにあるとすれば、それは普通誰も『選びたくない』選択なわけです。だから自然に任せておくと、はっきりと『嫌だ』とは言いにくい人や言えない人に負担が偏る方向に流れてしまう。そういう自然の傾向があることがまず前提になっているわけです」

「弱者」とは誰か

「ところで水野さん、『弱者』の定義はご存じですか？」と土田が水野に尋ねた。

「定義ですか？　どうでしょう。認知症高齢者とか子どもとか、妊婦とか治験参加に際しては注意すべき人たちはいるようには思うんですが……」

「そうですね。たぶん日本で一番知られている定義はICH-GCPの次のような規定だと思います。幾つかのガイドラインでも言及されてるので……」

土田はそう言いながらタブレットの画面を一人に見せた。

参加に伴う利益或いは参加拒否による上位者の報復を予想することにより、臨床試験への自発的参加の意志が不当に影響を受ける可能性のある個人。例としては、階層構造を有するグループの構成員——医学生、薬学生、歯学生、看護学生、下位の病院及び検査機関の職員、製薬企業従業員、軍隊の隊員並びに被拘留者等がある。

その他の社会的に弱い立場にある者としては、不治の病に罹患している患者、養護施設収容者、失業者又は貧困者、緊急状態にある患者、少数民族集団、ホームレス、放浪者、難民、未成年並びに治験参加への同意を表明する能力のない者が挙げられる。

火浦はしばらく条文を眺めてから言った。

「うーん、これって最初の段落は要は上下関係が介在する場合ですね。確か昔は、製薬企業が自社の社員を実験台にして新薬開発をしていたという話を聞いたことがあります」

「キセナラミン事件ですね」と土田が答えた。「一九六〇年代を代表する事例だと思います。従業員二〇七名を対象として行った抗ウイルス薬のプラセボ対照比較試験で、キセナラミン投与群のうち、一七名が入院、一名が死亡したといわれています。この試験では、十分な動物実験を行わず、さらに医師の管理が不十分なまま臨床試験が実施されていました。さらに、上司から部下に対して自社製品開発のための臨床試験への参加が呼び掛けられたことから、同意の自発性についても疑問がもたれました。

それで、後半はどうでしょうか？」と土田が火浦に尋ねた。

「ええと、ここには雑多なものがいろいろ入っている、という感じですね。水野さんの言っていたような未成年者や同意能力のない人も入っていますし、その他に土田先生が挙げていた施設収容者とかも入っていますね……。

さっきから何か大きなくくりで整理できないか考えていたんですが、ちょっとここは雑多な感じが強いですね」

「火浦先生、ありがとうございます。そうなんです。後半は明らかに雑多で、実はこれって定義ではなくて、『例示』なんですよね。だから概念的なものではなくて、このリストに入るかどうか、という話になってきます。実際、アメリカの法律だと弱者集団として以下の九つが指定されています」土田はそういって火浦と水野にタブレットを見せた。

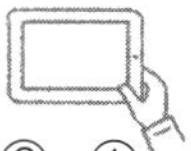

①女性
②胎児
③新生児
④囚人
⑤子ども
⑥身体的ハンディキャップのある人
⑦精神・知的な障害のある人
⑧経済的に不利な条件にある人
⑨教育面で不利な条件にある人

火浦がリストをしばらく見て、首をかしげながら言った。

「うーん、改めてリスト化されたものを見ると、女性が全体として弱者というのはちょっとわからないですし、子どもも発達段階に応じていろいろある気はしますね。あと身体障害者も一律に弱者とされているんですが、これも障害の程度や本人の性格によって変わってきそうな気もします」

分析的アプローチ

「はい。集団のなかにも多様性があるのはその通りですね。さらに言うと、こういう集団をリスト化していくと、ある意味特定の集団への偏見を助長するようなことにもなる可能性があるわけです。それこそ『女性』は『弱い』から自分で決めさせるのではなくて、代わりに医師が決めてあげよう、とか。その意味で、保護主義が行き過ぎると余計なお世話になるところはあります。あとはこれが網羅的なリストなのかどうかもよくわからないところがあって、今となっては直観的に理解しにくいところがあるのも事実です。

それで一九九〇年代に提唱されるようになったのが、集団のリスト化ではなくて、どういうところに弱さがあるのかという、いわばもう少し概念的に弱さの分類をしてみよう、

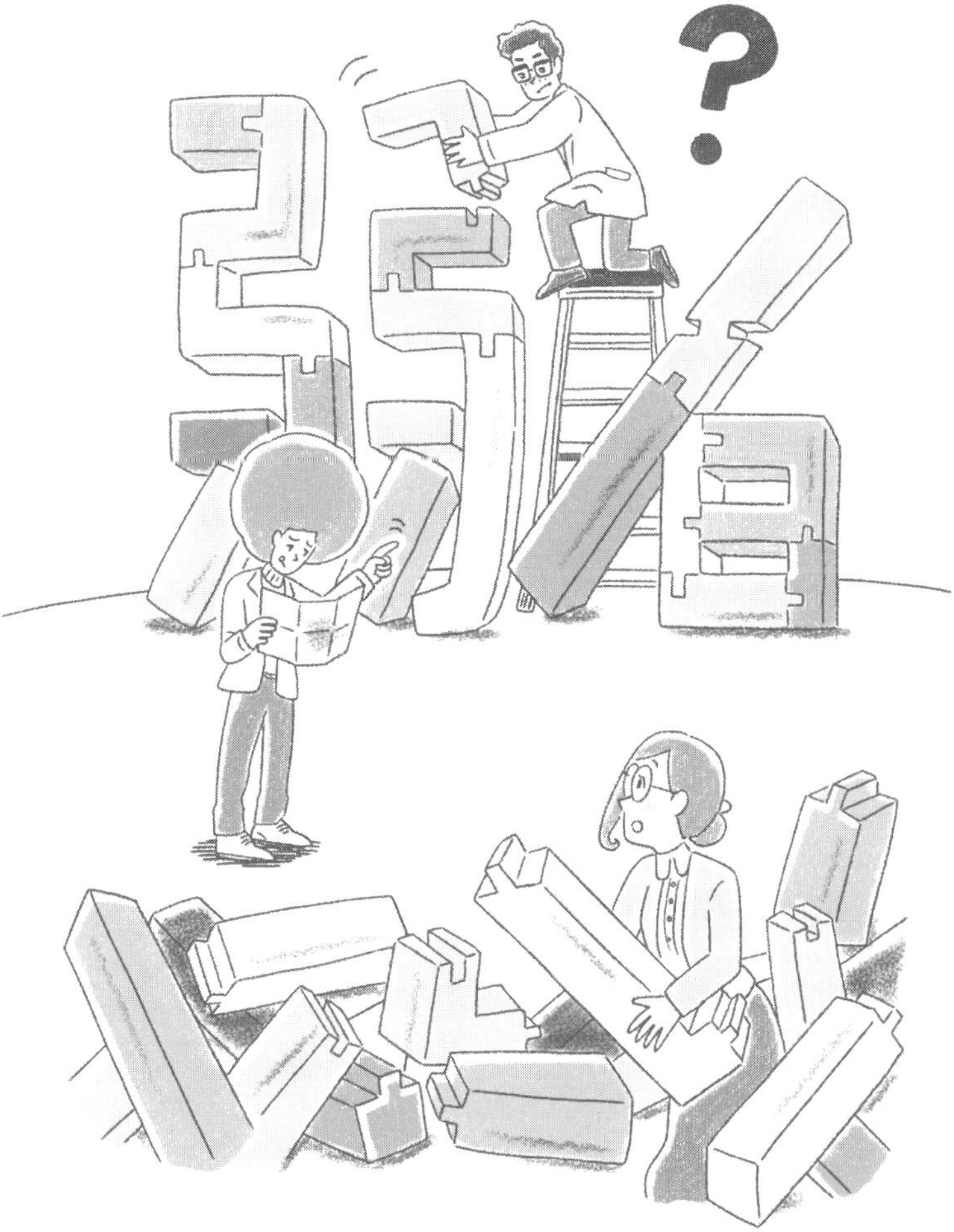

という発想です。いわゆる『分析的アプローチ』と呼ばれるものです。これもいろいろなバリエーションがあるんですが、とりあえず以下の六つがわかりやすいかなと思います」

土田はまた別のスライドを二人に見せた。

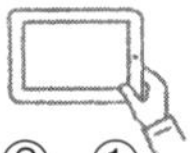

①知的能力やコミュニケーション能力に関わる弱さ
②施設収容と関わる弱さ（拘束性）
③関係の従属性による弱さ（権力関係や依存関係）
④医学的な弱さ（限られた選択肢しかない重篤な疾患）
⑤経済的な弱さ（様々な資源の欠乏）
⑥社会的な弱さ（マイノリティや偏見を持たれている集団）

火浦は場合分けを一つずつ確認しながら言った。

「ああ、これだと要するに『特別な配慮をしなさい』というときに何に配慮すればいいかがちょっとわかりますね」

「はい、その通りです。要はコミュニケーション能力に関わる弱さなら、意思決定支援を手厚くすれば良いでしょうし、従属性による弱さなら、意思決定の自発性の担保という観点で手当てを考えればよい、ということになるわけですね。

それと、大事なことは弱者保護の議論は今では一九七〇年代とは大きく変わって、むしろ弱さを積極的に補いながら研究に参加できるようにしていこう、という考え方が中心になってきているという点です」

「どういうことでしょう?」と水野が土田に尋ねた。

「先ほど少し話したように、戦後のスキャンダルで特定の集団が研究リスクに晒されやすいことがわかってきました。なので、一九七〇年代以降はそうした集団を対象に研究がしにくいようなルール作りが進められてきたわけですが、それが次第に当事者にとって不利益をもたらすことが認識されるようになってきたんです。要は研究がされないということは本人たちにとっていつまでも有効で安全な治療法が届かない、ということですからね」

「以前伺った小児での『治療上の孤児』の議論を思い出しますね」と火浦が言った。

「そうですね。その辺りの議論で前提になっているのは、子どもを対象とする医薬品の開発が進まないことで、子ども自身に不利益が生じてしまう、という事態です。だから、今ではむしろしっかり保護しながらどう研究を進めるべきか、というふうに課題設定は変わりつつあります。

それで、弱者性にはいろいろな要素があるんですが、今日は水野さんの件もあるので、最も代表的なインフォームド・コンセントに関わる『弱さ』に絞って話をします。具体的には、一つ目が未成年や重度の認知症で意思決定困難なケースをどう考えるか、というものですね。もう一つが主に環境的な要因で自発的な意思決定が困難なケースです。要は施設収容者や上下関係が介在する場合で、上司が部下に、教師が学生に協力を依頼するような場合ですね」

同意能力評価

「それでまずは同意能力からいきたいんですが、大前提は、研究者側の工夫や支援で可能な限り本人同意で研究ができるようにすること、になります。要は安易な代諾ではなくて、可能な限り本人同意の道を探ろうということです。とにかく日常診療と違って研究には社会貢献的な要素があるわけですから、基本的に本人利益を推定して代わりに人が決める、ということには馴染みにくい要素があります。

ただ、それでも同意能力を欠くと判断する場合には、慎重な同意能力評価をすることになるわけですが、これについても過去の調査で医療者は同意能力を過小評価することが知られているので要注意です。

それで、私がこの話をするときによく紹介するのがイギリスの意思決定能力法の原則です。特に最初の三つを丁寧に話すことが多いです。一つ目は『同意能力存在の推定の原則』と呼ばれるものです。これは同意能力は『ない』と判断する側に挙証責任があるんだから、まずは『ある』前提で進めましょう、という考え方ですね。もう一つは『エンパワーメントの原則』で、十分な意思決定支援のうえでの評価が大前提なんだから、同意能力を向上させるような支援をまずしましょうね、というものです。そして三つ目が『不合理な選択の尊重原則』で、周囲からみて不合理な選択だからといって『能力がない』とは判断してはならない、というものです」

「確かに、自分が勧めている治療法を患者が受け入れないと、理解が悪い患者だ、自分で決める力がもうないんじゃないか、なんていう先生もいますね」と水野が言った。

「それは困ったものですね」と土田が答えた。「それで私は実際のイメージを持ってもらうために、イギリスの法律のマニュアルに載っている以下のようなケースを紹介することが多いです。ちょっと読んでみますね」

土田は手元のタブレットをめくった。

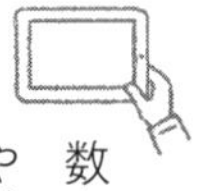

ルークは、若い男性である。交通事故により、重度かつ永続的な脳障害を負った。数カ月間の入院の後、改善がみられたものの、ルーク自身は、集中力が続かないことや、自分の思うように体が動かないことに対して、かなりの苛立ちを感じている。

ルークの足の負傷について、外科手術の必要性が生じている。そこで、朝の巡回診療の際、外科医は、ルークに、手術の内容について説明を試みた。そして、手術に同意するよう、署名を求めた。しかし、ルークは怒り、手術について話したくないと言った。

ルークの担当看護師は、彼が、午後にはより注意深くなり、判断能力も高まることを知っていた。昼食の後、看護師は、ルークに対し、手術についてもう一度話し合ってみないかともちかけた。看護師はまた、ルークが、周囲に人がいる時よりも一対一の時の方が、反応が良いことを知っていた。そこで、看護師は、ルークを個室に案内し、外科医が与えた情報をもう一度説明した。ルークは、なぜ今、そうした手術が必要であり、それはどのようなものであり、どういった結果を生じるのかについて、理解することができた。

以上により、ルークには、手術について意思決定するための能力が備わっている、と判断された。

〔菅富美枝『イギリス成年後見制度にみる自立支援の法理——ベスト・インタレストを追求する社会へ』、十八〜十九頁（ミネルヴァ書房、二〇一〇年）〕

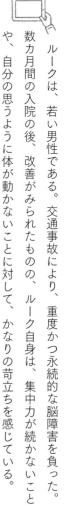

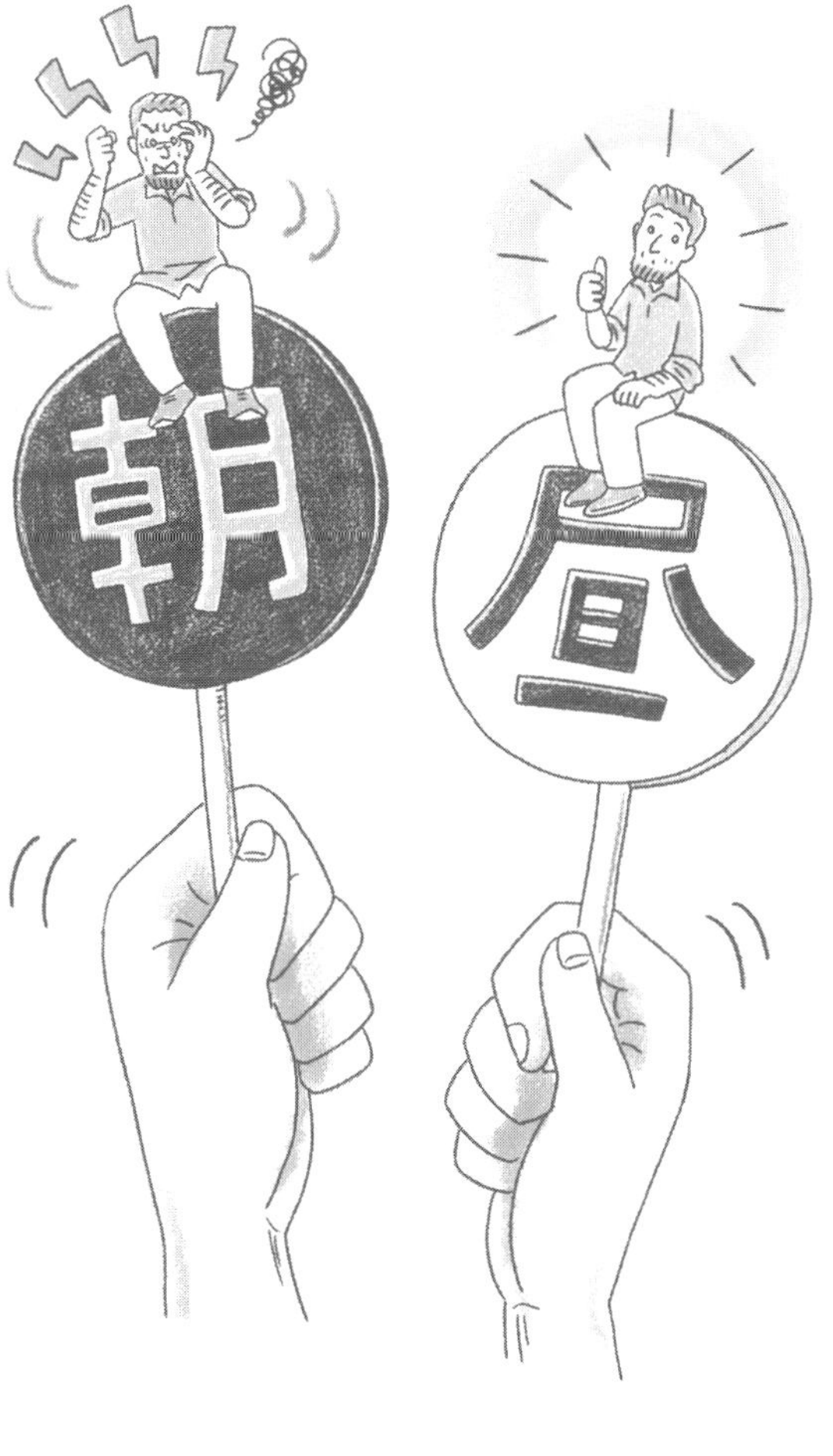
朝
昼

事例を聞いて火浦は驚いたようだ。

「いや、ここまでするんですね。僕だと前半でこの患者には同意能力がないんじゃないか、と判断して家族と話を始めそうです」

水野も続いて言った。

「私も振り返ってみると、こういう患者さんの場合には、最初から家族の同意を得る方向で動いてしまっていたこともあるかもしれません……」

「はい。同意能力評価には各国の文化や制度も影響しているので、これが正解だ、というわけではないんですが、日本でももう少し真剣に考えてもいいテーマだな、と思います。それで、もう少しだけ同意能力について大事な点を話しておきますね。

一つ目は、能力の『機能と文脈』モデルといわれる考え方です。これはある人が全体として同意能力が『ある』とか『ない』とか単純な話をすべきではなく、特定の状況のもと、具体的な何かについての意思決定をするために必要となる『能力』を個別に評価すべきだ、という考え方です。

要するに、日常診療のなかで検査のために採血をすることに同意する力と新しい抗がん剤の治験に参加することに同意する力って違いますよね？　だから『何について』『何をする』意思決定なのか、によって能力はあったりなかったりしますよ、という話です」

「そうなんですね。私は、同意能力は人によってあるかないかの二択で考えなければいけないように思っていたので驚きです」と水野が言った。

「ええ。実際の医療現場では一般的な同意能力があるかないか、ということが議論されがちですが、よく考えてみればかなり目の粗い議論ではありますよね。おそらくは話を単純にしたいというニーズがあるのと、認知機能が低下してきた段階で家族に意思決定を任せるという慣行が広く見られるからなんだとは思いますが……。

それはともかく、先にひとまずもう一つの重要な点を説明しておきます。それは同意能力評価がどの程度厳格であるべきかは、患者の状態や研究計画のリスクとベネフィットのバランスによる、という点です。つまりはリスク・ベネフィット評価のところでも触れましたが、ここでもリスクに応じて対応を変えることが認められています。だからそれほど重くない意思決定の場合は主治医判断で何となく、でもいいですが、それなりにリスクがある臨床研究への参加などの場合は、独立した立場の精神科医によって標準化された同意能力評価ツールを用いた評価をすべきだ、とか、そういう議論が出てくるわけです。

以上を前提として、実際に同意能力を評価していくことになります。同意能力評価にもいろいろな議論がありますが、有名なのは『理解』『認識』『論理的思考』『選択の表明』という四つの視点から評価する、というモデルです。

ちなみに、『理解』と『認識』の区別によく引っかかるんですが、要は、後者は『病識』の話だと思えば良いです。つまり、一般的な知識としてではなく、それを自分のこととして認識しているかどうか、ということですね。『論理的思考』はいくつかの選択肢の良い点、悪い点を論理的に比較できること、『選択の表明』は言葉や、それ以外の手段で自分の選択を表明できること、といったイメージです。この辺りは日常診療とも共通ですし、今日はこれ以上深入りしませんが、研究の場合は特有の厄介さがあることには注意したほうが良いです」

「というと、どういうことでしょう？」と水野が尋ねた。

臨床研究の文脈の特徴

「はい。ここまでの議論からおわかりのように、本来、同意能力の有無は連続的なもので、単純な『有り無し』の判断は難しいんですね。だから、日常診療の場では判断は曖昧なままで、家族を巻き込んだり、本人の意向を表明できるように働きかけたりしていると思うんですが、研究の場合にはどこかで人工的に線引きせざるをえないんです。

言い換えれば、少なくとも規制上のルールとしては『同意能力を欠く場合』にはこれこれこうしてくださいね、としか書きようがありません。そうなると、倫理審査委員会もこうしたルールに沿って研究の妥当性を判断せざるをえないですから、必然的にゼロイチ的な判断になる訳です」

「なるほど」と火浦が言った。「確かに、日常診療の場面だと同意能力評価をそこまで厳密に行わなくとも、何となく意思決定が進む、ということはありますね。善し悪しはあるんでしょうが、実際にはグレーゾーンが大きくて明確な判断をすることは難しいような気もします」

「はい。それでさらに言うと、日本ではここの線引きがあまりはっきりしていないので、そもそも規制上のルールとしても何か特別な要件が課せられないことが多いのですが、海外ではこの線引きで明確な扱いの違いを設けている国もあります。そうなると、この臨床試験に参加する能力があるか否かで、ある試験に入れたり入れなかったりするので、同意能力の評価方法も大きく発達して、専門家が評価を担当する、ということもあるわけです。

それで、実際に同意能力を欠く、となった場合ですが、代諾とアセントによる研究参加を検討することになります。アセントは小児の研究でよく使われる概念で、『賛意』とも訳されますが、単に拒否しない、だけではなくて、参加したいという積極的な意向である点に注意が必要ですね。基本は『意思決定能力を欠いたとしても、可能な限り本人が決定に参加する』ことを大事にしようよ、ということに尽きます」

「あの、先生質問があるんですが」水野がおずおずと尋ねた。

「救急の臨床試験みたいに、すぐに代諾者と連絡が取れない場合もありますよね。そういった場合はどうするんでしょうか?」

「そういえば、そのことに触れるのを忘れていました。そういった場合には、同意取得免除(waiver of informed consent)が考慮されることになります。幾つかの要件が追加されることが多いのですが、一番わかりやすいのは、いったん同意取得は免除するけど、事後的な同意取得は求めますよ、というものですね。いわゆる『遅延同意(deferred consent)』と呼ばれるものです。

私は個人的にはこの事後的な同意取得を研究参加の同意とみなすのはちょっと誤解を生むので、『試験開始の同意は免除するけど、試験継続の同意は速やかに取得すること』といったほうが良いとは思いますが」

「そうなんですね。私が以前救急の試験に関わったときに、こういう場合は医師の裁量権で実施可能だから同意は必要ない、と強く主張する治験審査委員会の委員がいたのでちょっと気になっていたんですが……」

「同意取得免除が適用されるのはその通りなんですが、一般の医療ではないので医師の裁量権で推すのはちょっと難しいかもしれません。研究の場合は、事前に同意を取れないことを前提に、それを補う手続きがルールとして設定されている、という感じですね」

必要性要件とは

「それで話を先に進めますが、同意能力を欠く場合に代諾とアセントはとても重要な手続きなんですが、もう一つ重要な要件があって、専門的には『必要性要件（necessity requirement）』と呼ばれるものです。

要は、同意能力のある患者を対象とした研究では達成不可能な研究目的であり、代諾での研究実施が必要不可欠である場合は、そのことを研究計画書において研究者はしっかり述べておくべき、というものです。これも一番簡潔な項目としてヘルシンキ宣言を挙げておきますね」と土田は言ってタブレットで「社会的弱者グループおよび個人」という小見出しの付いた項目を二人に見せた。

第二〇項　研究がそのグループの健康上の必要性または優先事項に応えるものであり、かつその研究が社会的弱者でないグループを対象として実施できない場合に限り、社会的弱者グループを対象とする医学研究は正当化される。さらに、そのグループは研究から得られた知識、実践または治療からの恩恵を受けるべきである。

「うーん、要するに対象となっている患者集団にとって重要な健康問題を扱っていて、他の集団だと研究ができないという理由をちゃんと書けばよい、ということですかね。あと、研究に参加してくれた患者さんたちにちゃんと結果がフィードバックされるように、というのも入っていますね」

火浦が目で条文を追いながら言った。

「はい、その通りです。もっとも、何が『健康上の必要性』に当たるのか、『優先事項に応える』とはどういうことなのかは論争的なんですが、少なくとも研究対象者の健康問題と無関係な研究を弱者を対象としてやるのは止めよう、という話です。

それで最後に、同意能力を欠く人を対象とする研究についての典型的な困難ケースを挙げて、いったんこの話は終えようと思います。一つ目は、本人にとってメリットは全くなく、リスクや負担が小さくない研究への参加をどう考えるかです。例えば、研究用の頻回の採血や穿刺があるような観察研究や薬物動態試験などです。GCPでも小児対象の第Ｉ相試験を念頭に、そこだけ詳しい規定がありますが、まさに典型です。過去には禁止すべきという考え方もあり、海外の規制ではリスクに一定の制限が加えられていることがあります。つまり、リスクが実質的に低い場合にのみ認める、というルールなんですが、これまたどこで線を引くかでもめます。

もう一つは、逆に本人にとってメリットが見込めるが、本人が研究参加を拒否する場合です。研究参加の拒否はアセントとは違って任意ではなく、かなり重くとるべきものなんですが、例えば既存薬が効かない小児患者の治験への参加などを考えると、子どもが嫌がるからといって治験に参加させなくていいのか、ということが出てきます。なので、一般的には慎重な要件を課していますが、本人の拒否の意向があっても、親の代諾のみで参加可能な場合があることが示されています」

「うーん。僕自身はどちらも経験がないので何とも言えませんが、これはなかなか厳しいケースですね」と火浦が言った。

「はい。後者は親の代諾のみでの研究参加を認めてもよい、という結論自体はっきりしていて、難しいのは現場対応だと思うんですが、前者はそもそも理論的にも解決されていないので別の意味の難しさもあります。
さて、以上が同意能力評価に関係した話題の概要です。それでこれを前提に水野さんのケースの話をしたいんですが、今日はちょっともう時間がないですね。今日は週末ですし、また来週ということでどうでしょうか」

土田は水野と火浦が頷いたのを確認して、週明けの午前中にまた集まろうと提案した。来週は倫理審査委員会もあるので、これから自分が担当になっている研究を念入りに評価しなければいけない。そういえば、今回は小児の臨床試験だった。今日話したような難しいケースでなければ良いのだが。土田は二人を見送った後に、そんなことを考えながらパソコンを開いて作業を始めた。

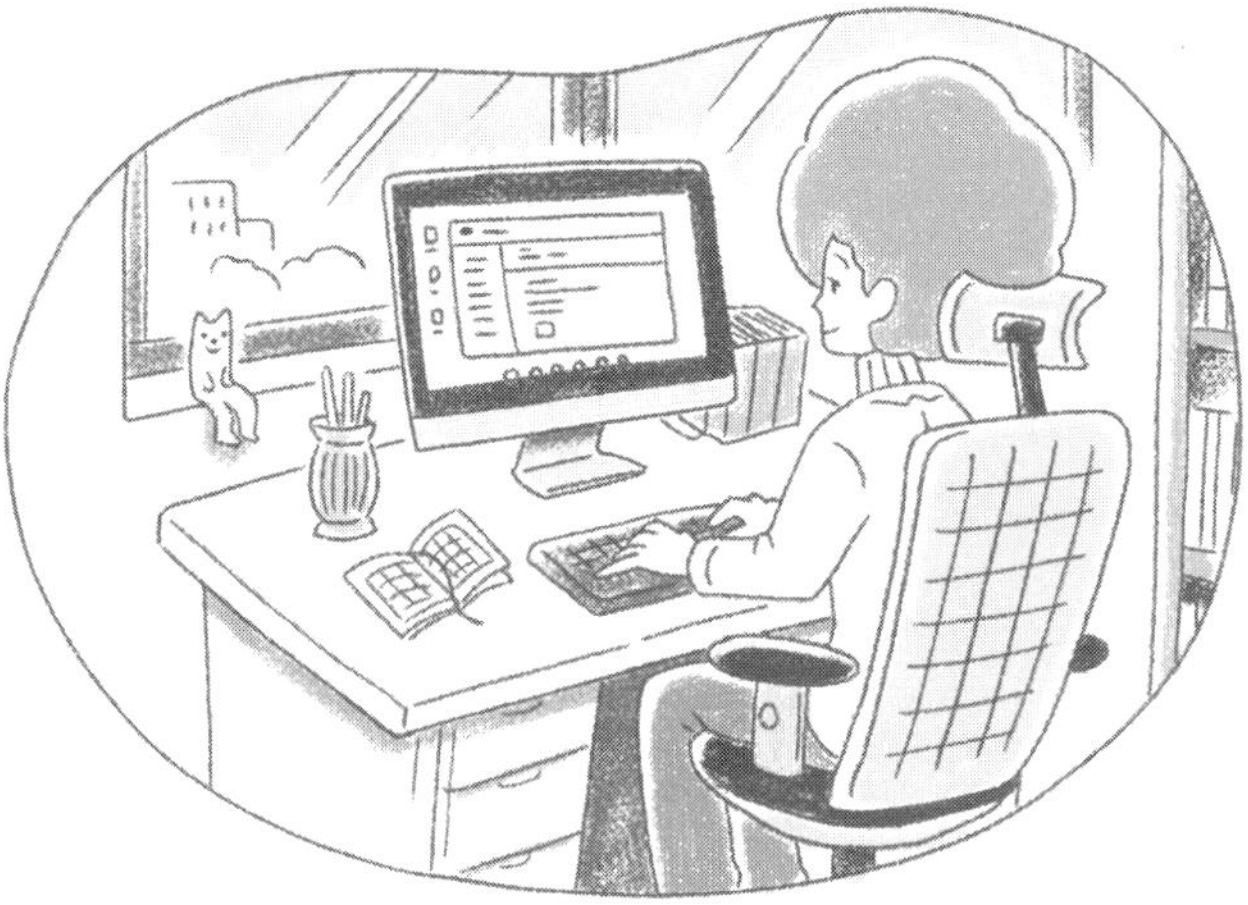

第八話

「囚われの集団」の問題

研究対象者の公正な選択［その2］

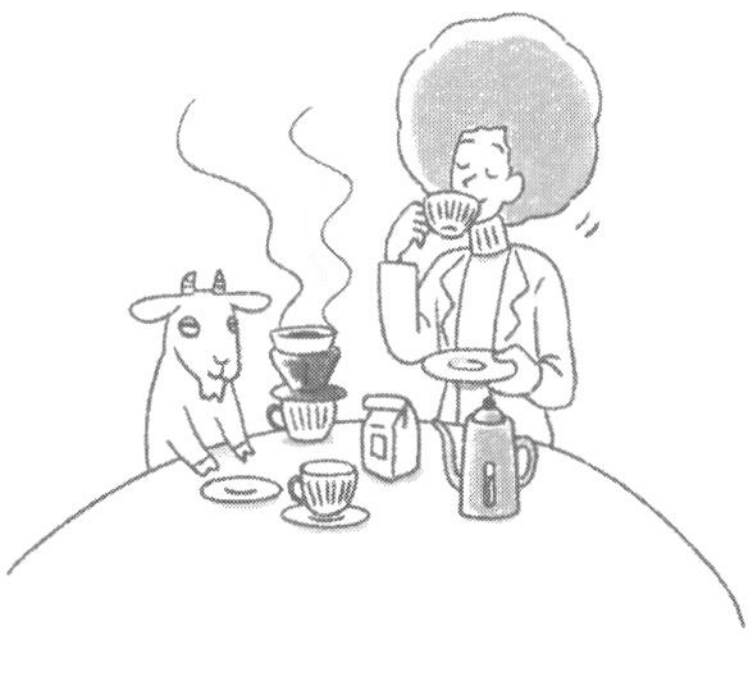

月曜日、土田は少し早めに出勤すると、部屋の掃除を簡単に済ませ、週末に溜まったメールの返事をした。以前は週末でもすぐ返信するようにしていたが、最近急ぎのものを除き、なるべく平日に返すようにしている。休日に上司が部下にメールを送るとパワハラになる国もある、という話を聞いたことがあるが、日本の医療者の間では休日だろうが祝日だろうがひっきりなしにメールが飛び交っている。携帯でも頻繁にメールがチェックできるようになって、かえって不自由になったような気がしているのは自分だけだろうか。

ところで、土田は土曜は家で家族と過ごすが、日曜は大学に来ていることが多い。あまり人がいないこともあって、ゆっくりと自分の仕事ができるからだ。今週も論文の校正を済ませた後に、先週の水野の話を振り返りながら、幾つかの関係論文を読み直すことができた。事例に即して読み直すことで理解が深まったように思う。

それにしても、前回は同意能力評価の話でほとんど終わってしまったのが反省点だ。今回は、自発性の問題を扱ったうえで事例にしっかり戻らないと。日曜に作ったメモを見直しながらそんなことをぼんやり考えていたら、水野と火浦が部屋にやってきた。

いつものように土田は三人分のコーヒーを落として、カップに注いだ。一口飲んで、いい塩梅の濃さになっていることを確認してから、二人のほうを向いて話し出した。

医療保護入院の患者

「そうしたら、この間の続きから始めたいと思います。

改めて水野さんの事例を振り返っておきたいんですが、統合失調症の患者を対象とするプラセボ対照試験で、治験審査委員会で最大二か月間の休薬のリスクが議論された際に、医療保護入院の患者を対象とすることは妥当か、という論点が一緒に出てきた、という点でした。

それでまず考えるべき問題は、医療保護入院の患者はこの臨床試験に参加する際に求められる同意能力がないのか、ということです」

「うーん。でも土田先生、医療保護入院はそもそも本人が治療を受ける必要があるにも関わらず、そのことを理解できない状態だから、本人ではなく、家族の同意で入院しているケースなんですよ」と水野は困った顔をして答えた。「そうしたらやっぱり同意能力はない、という前提で話を進めることになると思うんですけど……」

ひと呼吸おいて土田が話し始めた。

「そうですね。そういう見方をすることが多いと思います。でもここではあえて本当にそうか、ということを考えてみたいんですね。

というのも、前回お話したように、同意能力に関するスタンダードな見解は、それが『機能と文脈』によって異なる、というものです。これを言い換えると、同意する力が一般的に『ある』とか『ない』とかを議論するのはちょっと雑な議論で、何を、どんな環境である能力なのか、をそのつど丁寧に評価すべきだ、ということになるわけです。

それで、私は医療保護入院を含めたいわゆる強制入院の患者から得る同意は有効か、という問いについては、『有効な場合もありうる』と答えるのが正しいと考えています。というのも、入院形態と同意能力の有無は必ずしも一致しないからです。

例えば、イギリスのある研究によると、精神科病棟に入院した患者の治療決定や入院決定の同意能力を評価したところ、任意入院でも六〇％の患者に同意能力はなく、強制入院でも一五％弱の患者には同意能力がある、という結果が得られたそうです。要は入院形態と同意能力は必ずしも一対一対応していない、ということですね。となると、研究の内容によっては任意入院ではない患者であっても同意能力には問題がない、という場合はありえるわけです」

「うーん。僕もまだまだうまく呑み込めないですね」と火浦が言った。「そうはいってもやっぱり自分の意思で入院していないわけで、何らかの制限がかかっていることは事実だと思うんですが……」

「囚われの集団」

「はい。実はその点をこれから話したいと思っていました。前回お伝えしたように、インフォームド・コンセントに関わる弱さに関しては、大きくは同意能力に関わる弱さが一つ大きなテーマとしてあるわけですが、もう一つ自発性に関わる弱さというものがあります。いわゆる『囚われの集団（captive population）』の問題です」

「『囚われの集団』ですか……。初めて聞く言葉ですね」

火浦もこの議論には馴染みがないようだ。

「代表例としては『囚人、学生、兵士』が挙げられますが、要はなんらかの重要な点で自由な選択を行うことができない人びとのことです。

それで、彼らの選択がどのような意味で制限されているのか、といえば、一つは物理的な分離状態です。場所や服装や資源において社会と実際に分離されているといったことですね。囚人が一番わかりやすいかと思います。

もう一つは他者のコントロール下にあり、選択が制限されているという点です。要は依存的な地位にあり、他者の命令に従う必要がある、ということですね。例えば、指導教授からの強い要望を受けて、心理学専攻の学生が教授の実施する心理実験に参加する、という状況を考えてみてください。教授が直接学生に参加を依頼した場合、これが『純粋に自由な選択だ』というのは少々疑わしいですよね。ましてや、この研究に参加しないと単位をあげませんよ、とか、卒業させませんよ、とか冗談でも言おうものなら、事実上の強制に近いことは明白です」

「そういえば、以前保健学科の先生の申請で、授業時間を使って学生に対する

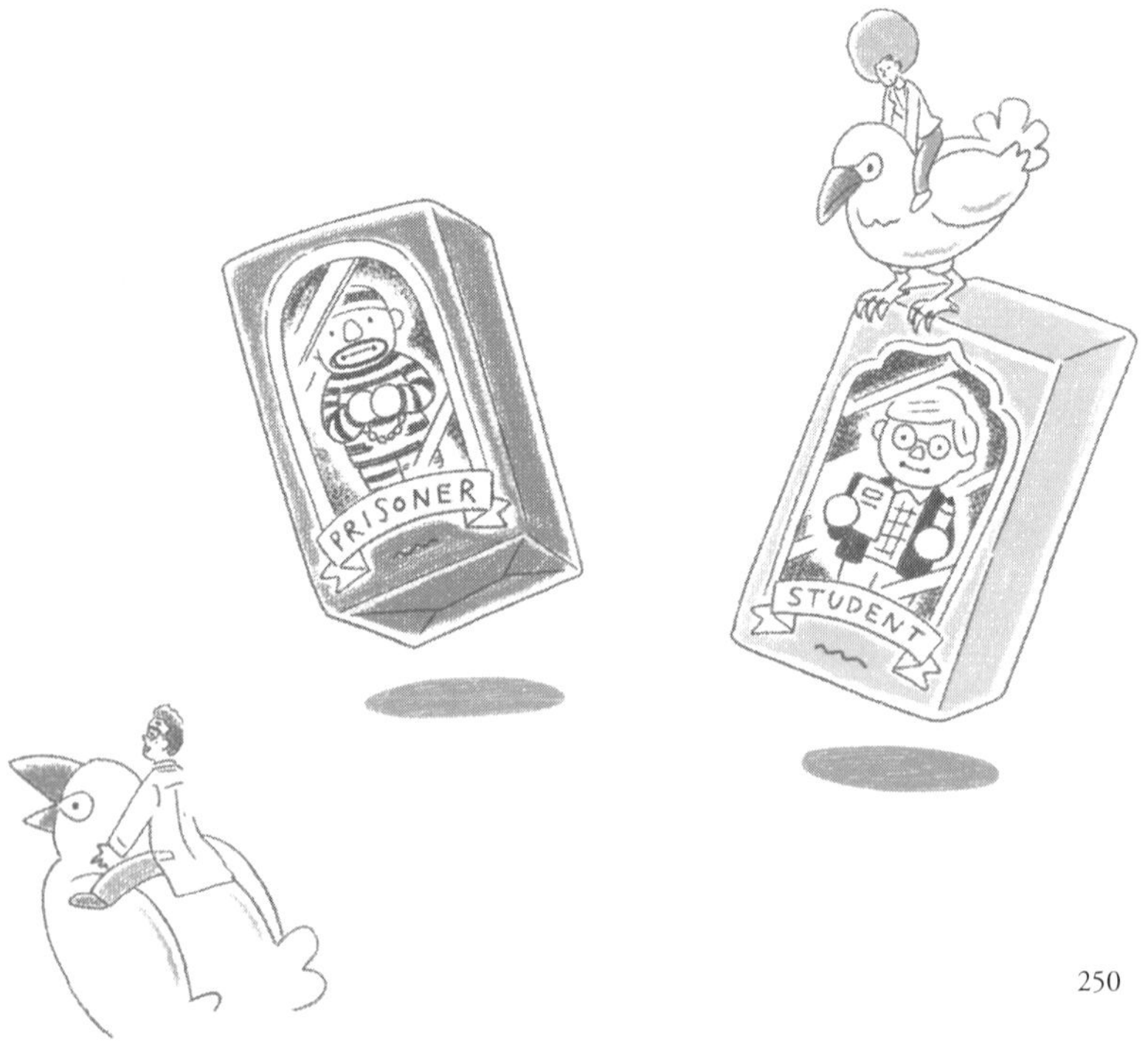

悉皆《しっかい》調査をする、という研究で問題になったことがありました」

と水野が思い出したように言った。

「よくよく聞いてみたら授業評価に近いものなので、最終的には研究としての実施は見送られたようでしたけど……」

「そうですね。アンケート調査くらいならそこまで深刻に考えなくてもいい、という考え方もありますが、線引きはなかなか難しいです。ましてや、医学研究のように身体的な侵襲性を伴う場合は慎重に考える必要があります。教師と生徒の関係以外にも、軍隊組織のように上下関係がはっきりしている世界で、上司から部下に研究参加を要請するのも同じことです。

あと、日本ではあまり一般的ではありませんけれど、囚人の研究参加の場合も、研究参加以外に選べる選択肢がほとんどない状態で研究参加を提示され、例えばそれに高額な『報酬』がついてきたら、それは『選ぶ』に決まっているわけで、言ってみれば『まやかしの選択（illusory choices）』に他ならないわけです」

「なるほど。そうなると基本的には『囚われの集団』を対象に研究はすべきではない、ということになるんでしょうか？」と火浦が尋ねた。

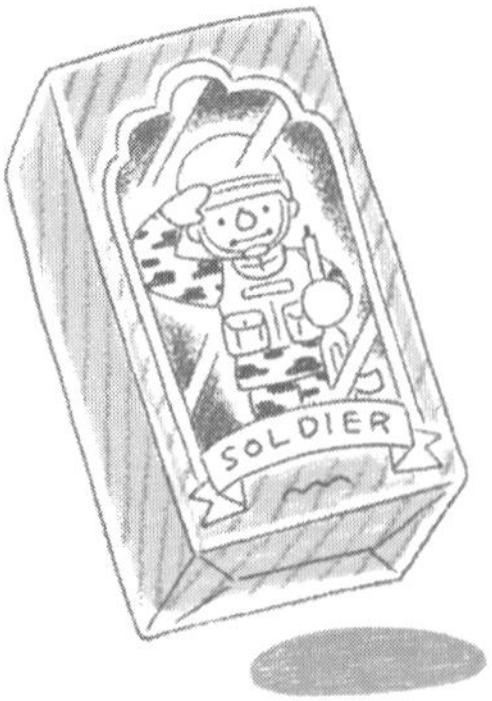

「いいえ、前回お話ししたように弱者対象の研究は、研究をさせないようにするためのルールではなく、あくまでも『分析的』に弱さを把握し、それを補う方法を具体的に考えることが大事になります。

それで、こうした自発性の制限という意味での『弱さ』を抱えた人々を対象に研究を行う場合に、一般的な対応策としてよく考えられているのは、研究対象者のリクルート方法や同意取得方法の工夫です。

具体的に言えば、研究対象者を募る際にも、依存関係や上下関係にある人間が直接声をかけるのではなく、ポスター等により『公募』する、というのが一番オーソドックスな方法ですかね。つまり研究参加に関する情報は上下関係を介して伝達しない、という方法をとることによる問題の解決です。

もう一つは、同意取得の方法の工夫で、依存関係や上下関係から独立した第三者による同意取得にする、というものです。世界医師会ヘルシンキ宣言でも、依存関係があまりに強い場合は第三者による意思確認を求めていますが、要は自由にYES／NOが言える関係を介在させることで自発性を担保しようとするものです。

ただ、前記のような方法だけでは防ぎ切れない問題もあって、例えば、さっきも出した例ですが、『この研究に参加しないと単位あげないよ』と教師が言ってしまえば、他の教師が任意性を確認しようが、公募性にしようがダメですよね。なので、ケースによっては特定の行為を禁止することや、リスクレベルの制限などが推奨される場合もあるようです」

「なるほど。確かにどう補うか、というのが大事になりますね」

火浦が納得したのを確認して、土田は続けた。

事例に戻って考える

「さて、一応このことを前提としたうえで、強制入院の問題に戻りましょう。先ほど見たように、要は任意入院でも同意能力を欠く場合があり、強制入院でも同意能力を有する場合がある、ということが出発点です。

ですので、研究の内容によっては任意入院ではない患者であっても同意能力には問題がない、という場合がありえる、というのが一つの結論です。ただ、じゃあ直ちにＯＫですよ、というわけではなくて、もう一つの自発性の問題がありますから、入院形態の問題によって影響が出ている点が何らかの手当てによってクリアされれば、という条件は付くわけです。これは逆に言えば、任意入院であっても同意の有効性が疑わしい場合がある、ということです」

「ええと、そうすると、実際には私のケースでは、同意能力の有無よりも、むしろ行動制限的な要素をどう考えるか、ということが大事なんじゃないか、ということになりますか？」

水野が尋ねた。

「はい。その通りです。強制入院患者を対象とする研究の問題は、広い意味で、医療・介護の現場において、拘束や行動制限をされている患者を対象とする研究に関わるものだと私は考えています。それこそ、目に見える形で拘束や行動制限がされていなくとも、長期入院で家族からの支援もなく、他に行き場所のない患者は自由な選択が可能といえるか、といったようなことも含めて」

「うーん。そうすると私が関わっていた治験の場合だと、たぶん本来考えなければいけなかったのは、入院の形態で何か線引きをするというよりも、そもそもこの試験に参加するにあたって、どんな理解力を患者に求めているのか、ということと、入院患者が本当に自発的に同意できる環境とはどんな環境なのか、ということだった、ということになりますか？」

水野は一つひとつ確かめるように考えている。

「ええ。そうですね。もちろん、実際には日本の臨床研究では具体的に同意能力の線引きを確立した尺度を用いて行うことは難しいとは思いますが、個人的にはリスクの高い研究であれば行ったほうが良いと考えています。また、主治医が個別に総合判断するという方針も否定はしませんが、せめてその際に大まかな基準としてどんなことを重視するのか、くらいは明示的に取り決めたほうがベターです。

さらにこの件に関して言えば、仮に任意入院であっても、行動制限や退院制限が課せられているような状況で、本当に『任意』に選択できるの、という疑問を投げかける人もいますから、そういった環境のなかで可能な限り自発性をどんなふうに担保しうるか、というのは考えるに値する問いだと思いますよ」

「そうですね。今回土田先生のお話を伺って、少なくとも当時の私は任意か強制かという入院形態のことだけを気にしていて、そのなかにレベルの違う問題が二つ含まれていることを意識できていなかったと思います。そういった意味では、これを区別して考えるだけでも、今度は少し前に進めそうかな、と思いました」

水野はしばらく考えてから言った。

「はい。そのうえで、同意能力を欠く人も対象にするんだ、ということになれば、もちろん代諾やアセントの手続きをどう考えるのか、同意能力を欠く人を対象とすることをどう正当化するのか、といったことが問題になってくるわけです。

水野さんの事例であれば、もし任意入院・強制入院を問わず、同意能力のある人だけではこの治験はやっぱりできないよね、ということになれば、その点はクリアされると思います。前回お話しした『必要性要件』の話ですね。

要は同意能力を欠く人を入れたほうが良いんだ、という積極的な理由をどう説明するか、ということです。例えば、今開発している治療薬がかなり重症の患者を対象としているものので、実際には幾つかの薬物療法を試して無効だった患者がターゲットになっているとします。その場合、もし使う時点では同意能力を欠くような状況が主に想定されているとすれば、実際にそうした患者に使用しなければ、一般化できない、だから同意能力を欠く患者を対象とすることが必要なんだ、ということが言えるかもしれません。

それで、もう一度リスクの話に戻ってくるんですが、前も言ったように、同意能力を欠く人に対する研究ではリスクが十分に低くないとまずい、ということを定めているガイドラインもあります。日本でこれが直ちに適用されるわけではないんですが、ただ水野さんの経験した治験審査委員会でも、この治験のリスクは結構高いんじゃないかと皆さんが感じているからこそ、医療保護入院の患者まで入れて大丈夫なの、という議論になったとは思うんですよね。だからこの二つは無関係ということはなくて、やっぱりリンクしているんです」

教育的な利益？

「土田先生、話を聞いていてちょっと不思議に思うところもあるんですが、どうして同意能力を欠く人を対象とする研究のルールがこんなに複雑化しているんでしょうか」と火浦が尋ねた。

「そうですね。一つにはやはり歴史的な経緯はあると思います。前回お話ししたように、弱者対象の研究、特に自分では参加を断れない、断りにくい人たちが過去にはリスクの高い医学研究のターゲットになってきたという経緯があるので、そのことが一つ。

あともう一つはこれも繰り返しになるんですが、やっぱり研究参加には社会貢献的な要素があって、あくまでも『ボランティア』なんだ、という前提が効いていると思います。たぶん、国際的にみても、一番議論が込み入っているのが、小児を対象とする非治療的研究、特に薬物動態試験のような、一定のリスクがあって治療っぽいところが一切ない研究です。

これは結局のところ、通常の成人を対象とする研究のように、最終的には患者が自発的に『ボランティア』になることを決めたから許される、という理屈が成り立たないケースだからですね。もう少し言ってしまえば、他人によってボランティアをすることを決められる、という事態をどう考えるべきか、ということになるわけです」

「なるほど。ではそうした研究の倫理的正当化というのはどのように行われているのでしょうか」と火浦が続けて尋ねた。

「基本的にはこれまで見てきたように、その集団を対象とすることの必然性が明確で、代諾やアセントの手続きがしっかり組まれていること、リスクが十分に低いことをもって正当化することになるわけですが、歴史的にはいろいろな立場があります。

ニュルンベルク・コードのところでお話したように、当初はそもそも同意能力を欠く人々に対して直接のメリットが期待できないような研究はしてはいけない、自分で意思決定ができない子どもを対象とする非治療的研究はしてはいけない、という立場がありました。ただ、これに対しては、子どもであっても社会から利益を得ている以上、それに奉仕する義務はあるから研究参加は認められるのだ、という反論がされたのです。これは煎じ詰めると社会的利益で正当化するタイプの議論ですね。先ほどの要件で認める議論も結局のところは後者に近いものでしょう。

もう一つの議論としては、最近それでもやっぱり本人の利益ということを言わないと同意能力を欠く子どもに対する研究は正当化できないのではないか、という議論もあって、そこでは子ども本人への『教育的な利益（educational benefit）』ということがいわれています」

「教育的な利益？　どういうことでしょう？」火浦が不思議そうに尋ねた。

「そうですね。結構ややこしい部分もあるのですが、ざっくりと言ってしまうと、子どもが小さいころによくわからず社会貢献活動に参加したとしても、それはその子どもが成長して大人になったときにその価値を認識する可能性がある。つまり、僕はこんな価値のある研究に貢献していたのだ、ということを遅れて知るチャンスがあるだろうと。そうした子どもの道徳的成長に貢献するという点では本人にとっての利益があるんじゃないか、という立場ですね」

「うーん。それは相当無理があるような気がしますけれど」と火浦が答えた。

「そもそも、水野さんのケースではないですけど、重い認知症や精神疾患によって意思決定能力を欠いている患者の場合には当てはまらないですし、それにリスク・ベネフィット評価のところで先生が紹介したカテゴリーだと、これって付随的利益に近い気がします。付随的利益はリスクの正当化には使えない、という話を前提とするなら、なかなか難しいですよね」

水野も続いて言った。

「私もその話にはかなり違和感があります。研究に参加することが道徳的成長に貢献する、なんてちょっと信じ難いですし、何だか『空手形』みたいなものをちらつかせている感じがしてイヤです」

「二人とも厳しいですねえ……」

土田はすっかり冷めたコーヒーを喉に流し込んだ。

「確かに初めて聞くと違和感がある考え方かもしれません。英語圏の研究倫理の議論では結構有力な立場の一つなので、私は多少馴染んではいるんですが、日本では受け入れにくいかもしれませんね。

ただ、お二人にはそういった飛び道具的な発想を使わないとなかなか正当化できないタイプの研究がある、ということを知っておいてほしいと思います」

研究者が研究対象者になるとき

「関係して、僕からも一つ質問があるんですが」

火浦が何か思い出したようだ。土田は話を続けるよう促した。

「この間、診療科で新鮮血を二〇〇ミリリットル提供してもらう研究の計画がある、という話をしました。それで謝金の件が問題になっていたんですが、再度先生の話を持ち帰って話し合った際に、シニアの先生が、そういうことなら診療科内で研究をやりたい人がボランティアになって血液提供すれば良いんじゃないの、と言ったことで、また別の議論が始まったんですね。

確かに昔は診療科内でお互いに採血をし合って研究用の血液をまかなう、なんてことは普通にあったみたいなんですが、今どきそういうのはないだろう、ということでスタッフのなかには違和感がある人もいるみたいです。僕としては、自分たちの研究で使うものだし、患者に迷惑かけるよりは、変な圧力がかからないのであれば自前で調達するのもありかな、と思っているんですが、こういうのはどうなんでしょうか？」

土田はしばらく考えてから答えた。

「そうですね、先ほどまでの話との兼ね合いでいえば、要は医師が血液を提供する場合に、上下関係が働かないのか、断りにくくないのか、ということがまずは問題になると思います」

「うーん。でも先生、実際にはこの手の小規模な研究はどちらかというと若手がやりたいけど、お金もないし、まあお互い様だよね、ということで自ら手を挙げる、というのが実情に近いので、僕の感覚だとあまり上下関係とかは関係ないんですが……」

火浦は少し不満そうに答えた。

「ええ。わかります。ただ火浦先生に幾つか考えてほしいことがあって、まず一つ目は確かに火浦先生の感覚ではそうかもしれませんが、なかには嫌な気持ちで協力している人もいるかもしれませんから、一概にはいえないだろう、ということ。

そしてもっと大きいのは、実際がどうか、ということはさておき、外からどう見えるか、ということですよね。そして、それは何か問題が発生したときに研究者が説明を迫られることでもあるとは思うんです」

「というと、どういうことでしょう?」火浦が尋ねた。

「例えば、ある若手医師が自ら研究対象者となり、開発中のカプセル内視鏡を飲んでみる、という研究計画を立てたとします。ただ、今の研究環境を考えた場合、この研究計画を若手医師一名で申請する、というのはないですよね。水野さん、その理解で合ってますか?」

「はい。当院では研究計画書を申請する際に、当該診療科のトップの先生には必ず入っていただくようにお願いしています。責任の所在が曖昧になるので、管理的な意味合いのものではあるんですが」と水野が答えた。

「ええ。個人的にはいまだに研究に管理的な考え方を持ち込むのには慣れないんですが」と土田が言った。

「それはさておき、少数でも実際にデータを取って、分析して、学会報告してという作業を現代の医学研究では分業で行っているのは事実だと思います」

「それはそうですね」と火浦が答えた。

「たとえ若手医師が発案した小さな探索的研究だとしても、当然先輩の医師が指導はしますし、診療科長も報告は受けて研究の大きな方向性には指示を出すと思います。そういう意味では共同研究として行う、というのはその通りです」

集団自己実験

「はい。それを踏まえると、要はこういった研究はすべからく『集団自己実験（group self-experimentation）』になる、ということをまずは踏まえておく必要があります」

「『集団自己実験』ですか。自己実験はわかりますが、耳慣れない言葉ですね……」と火浦が言った。

「私も初めて聞きました」と水野が続いた。

「はい。通常の自己実験は自分の身体を使って一人で実験する、というイメージで、自分で薬を飲んでみてその結果を研究するなんていうのが典型ですね。それに対して集団自己実験というのは、研究者グループの誰かが研究対象者になって共同研究をする、というものです。

それで、先ほどの研究計画も仮に若手の医師一人の発案で始まったとしても、結局は上下関係を含む『グループ』で研究を実施し、その成果に対する評価も『グループ』で受けるわけです。筆頭著者は若手かもしれませんが、ラストオーサーは診療科のトップで、指導した先輩がセカンド・オーサーというふうに。

それで、『この研究計画で誰が研究対象者になったの』と聞かれて、『この診療科の他の若手数人です』という回答が返ってきたとき、そこに強制力が働いていない、ということを証明するのは私は相当難しいと思うんですね。あとこれはリスクマネジメント的な発想ではありますけれど、仮に大きな健康被害が発生して、しかも組織内の人間関係もこんがらがってしまったような場合に、自分は無理やり研究対象者にされたんだ、と主張されたとすれば、それも否定するのは難しいのではないかと」

「うーん。そうすると、基本的に同じ組織内で互いを実験台にするようなことは一切してはいけない、ということになるんでしょうか」と火浦が尋ねた。

「そこは自己実験に対する組織としての価値判断が関わるんだと思います。要は、自ら最初の研究対象者になる、ということが勇敢で、かつ責任感のある行為だというふうに考えるなら、一定の条件を付してこの手の研究を許容すると思います。それに対して、こういうのは過去の蛮行であって、現代的な医学研究ではそぐわない、と考えるなら、原則認めない、ということになるでしょう」

「なるほど。では、認める場合には要は自発性が担保できるような措置をとることを条件に認める、ということになるんでしょうか」

「ええ、その通りです。例えば一番わかりやすいのは、同意の任意性の確認を別のグループ、例えば別の診療科の医師が行い、記録を残す、というのも一つのやり方ですよね。本質的には自己実験ですから研究対象者は研究計画を熟知しており、説明は不要ですが、同意の任意性だけは書面で第三者が確認した証拠を残しておく、という手続きはありうると思います。あともう一つはトリッキーですが、そのグループでトップの人だけが研究対象者になる、という方法もありますよ」

「ああ。要は上の立場から下の立場だと強制力が働く余地があるけど、逆はないから、ということですね」火浦が頷いた。

「はい。半世紀ほど前にハンス・ヨナスという哲学者が研究対象者になる人の選び方は社会的に恵まれている人から選ぶべき、という立場を主張したことがありますが、これもそれと同じ方向での議論です。トップが若手のために身を差し出す、というならまあ許容できるだろうと」

「ウチの診療科長は絶対に引き受けないとは思いますけど、面白い考え方だと思います。ちなみに土田先生はこの手の研究はどう評価されているんでしょうか」

「一般論としては全く勧めませんが、しっかり考えられたものについては許容するほうだと思います。たぶん『危ないことはまずは自分で試す』という古くからの研究者の心意気には価値があるんじゃないか、と私がどこかで思っているからでしょうね。

時代の違いもあって今となっては危ない話ですが、製薬企業で長く開発に関わっていた方から、自分は関わった薬は必ず最初に飲むようにしていたが、抗がん剤の開発に関わるようになってそれができなくてくやしい、という話を以前聞きました。抗がん剤は健康人で第I相試験はできませんからね。私はそうした心意気自体は研究者のマインドとしては意味があるんじゃないかと思っているんです。要は簡単に負担を外部化しない、という意味で。

ただ、現代の医学研究は共同研究化していますから、それに応じた倫理的配慮は必須ですし、日本の閉鎖的な組織風土を考えると、実質的にはパワーハラスメントに近づく危険性が高いので勧めることはありません。あと、任意性の担保以外にも、基本的には匿名性が保てない状態で研究をすすめることになるので、そのことを本人がしっかり知っておくことも大事だと思うんですよね」

「どういうことでしょう？」と火浦が尋ねた。

「例えば、研究のプロセスで感染症検査が入っているとすれば、血液を提供した同僚がＨＩＶや肝炎に感染していることを知る可能性がありますよね。その他にそこまでいかなくても、何らかの健康情報をグループで共有することになる場合が多いと思いますので、その取扱いについてはよくよく考えておいたほうが良いと思います。提供する本人も、身体的リスクのことは理解していても、健康情報の共有については認識できていないこともありますし」

「なるほど。確かに僕もそれは考えていませんでした」

「はい。その他には、倫理的配慮というよりは科学的価値の面から自己実験を批判的に議論する人たちもいます。

要は、一名とか二名の研究になってしまうわけで、それにどれほどの価値があるのかが不明確だろうと。だからもし実施するなら、その結果を次の研究にどうつなげていくのかを明確にしておかないと、単に『やっただけ』になりかねないという批判ですね。

あともう一つは、評価バイアスが発生しやすい研究の場合には、自分のデータを自分で評価するということで客観性が担保できるのか、というような批判もあります」

「なるほど。なかなか難しいですね。その辺りも含めてまた診療科で話し合いをしてみます」火浦は少し考えてからそう言った。

原理原則を知ることがなぜ大事なのか

「さて、これで一応今日の話は終わりです。それで、前回お話したように『研究と診療の区別』から始まって、ちょうど順番に『インフォームド・コンセント』『リスク・ベネフィット評価』『研究対象者の公正な選択』と説明してきました。まだまだ説明し切れていない部分もありますが、基本的なところはひと通りカバーできたように思います。今日でこの集まりも一区切りかな、と思いますので、お二人の感想を最後に聞かせてください」

「それじゃあ私から」と水野が言った。

「これまで一年間、倫理審査委員会の事務局を担当していて、多くの法令や指針に埋もれて、何が大事なのかをちょっと見失っていたかな、と思いました。もちろん、そういった知識は大事なんですが、そういうルールの背景というか、何のためにルールがあるのかを知れたのが良かったです。

それこそ、インフォームド・コンセントについては、以前CRCとして働いていたときには時間をしっかりかけて文書で説明して文書で同意をもらう、というのが当たり前だったので、それ以外のパターンが気持ち悪くて仕方がなかったんです。でも先生に、インフォームド・コンセントがなぜ必要なのかといえば、相手を人として尊重するからなんだ、と言われて、そういった意味では意思確認の方法にもいろいろあるかも、と思いました。ただでさえ、医療現場では細かく同意書を取るようになっているので、ものによっては患者さんが嫌だという意思表示さえできればそれでよい、というものもあるんだと思います。あと、『治療との誤解』のところで、利益の過大な見積もりや楽観主義については倫理的問題にならない場合もある、と言われてとても驚きました。私自身は治験に入って期待したような効果が得られずにがっかりする患者さんの印象が強いせいか、どうしても気になってしまうんですが、そうではない考え方もある、ということが知れて新鮮でした。自分自身の価値観に改めて気づかされたというか……」

「そう言っていただけると嬉しいですね」土田は満足そうに言った。

「特に最初に言っていただいた点なんですが、今回私のほうでもかなり意図的に日本で細かいルールがどうなっているのか、という話をしませんでした。そういった細かな部分はどんどん変化していきますし、あまり長持ちするものではないので、なるべく原理原則に立ち返って、なぜそういうルールがあるのか、を説明するようにしたんです」

「そうですね。こういう議論って一見役に立たないように見えて、実は一番役に立つんじゃないかと今は感じています。細かな知識をいくら積み重ねても、現実の研究は多様で対応し切れませんし、次々に新しい研究が出てくるので。

それよりも考え方というか、考える道しるべみたいなものが学べたのが良かったです。それによって、ある意味何が幹で何が枝葉なのかが見えてきたというか……」

「そこは大事な点ですね。説明文書の長文化について触れた際にも言ったことですが、ある意味この手の議論ってどこまでも厳しくやろうと思えばいくらでもできるわけです。ただ、それをしたことによって、実際に研究に参加する患者がより保護されるようになっているかといえば、そうではないようなものが実はあるわけです。組織としてはリスク管理的な力学が強く働きますから、何かたくさん要求したり、ルールを厳密にしようとしがちですよね。

その一方で、倫理審査という資源は有限ですから、本来はしっかりと優先順位を付けて何が幹で何が枝葉なのかをはっきりさせる必要があるんです。その意味でも考え方をベースにするのは大事だと思っています」

土田は、水野の話が終わったことを確認してから火浦のほうを向いた。

何のための倫理審査か

「それじゃあ僕からも感想を。水野さんと同じく、僕も基本的な考え方を学べたことは大きかったです。実際、僕らにとっては研究倫理って書類の問題なんですよね。それこそ、やりたい研究があって、始めたいんだけど倫理審査を通さないと始められないから仕方なくやるというか。だから代行業者がいれば間違いなく利用すると思います。

でも今回土田先生の話を聞いて、これって書類の問題じゃなくて、研究活動の一部なんだなってことがよくわかりました。要は、自分のやりたい研究がしっかりと社会に受け入れられるようにデザインする作業なんだと。何となく倫理っていうと同意とか個人情報保護とかの問題だというイメージがあったんですが、社会的価値の話とか研究対象者集団の選び方の話とか、まさに研究デザインの延長なんだということがよくわかりました。

ただ現実にはいろいろと複雑なルールが作られているせいで、どうしても書類上の帳尻合わせのような感覚に陥ってしまうことが多く、ちょっとそこはもったいないな、と」

「そうですね。特に日本では倫理審査委員会という仕組みも、どちらかというと研究対象者の保護という文脈ではなくて論文を出す際のお作法として入ってきたところがあるので、倫理は書類の問題だっていう火浦先生の感覚は普通だと思います」

土田は何かを思い出したようだ。

「というと、どういうことでしょう?」火浦が尋ねた。

「要は、ある時期から海外の雑誌に投稿すると倫理審査委員会の承認を得たのか、と尋ねられるようになり、それに対応するために委員会を作った、という経緯があるんですね。なので研究者からすれば、単に論文を出すための『ハンコ』をもらう、みたいな感覚で倫理審査委員会への申請が始まったわけです。

その結果、ここの大学でもしばらく前まですでに終わった研究に承認を出す、ということをやっていたわけです。これは委員会がこれから実施する研究を評価し、研究対象者を保護するために存在している、ということが理解されていれば決してやらないことなんです」

土田は珍しく強い調子で言った。

「そうなんですね。さすがに僕らの世代は倫理審査委員会という制度がすでにありましたから研究開始までに申請するのは当然だと思っていましたが、確かに上の世代の先生たちはちょっと違う感覚かもしれませんね」

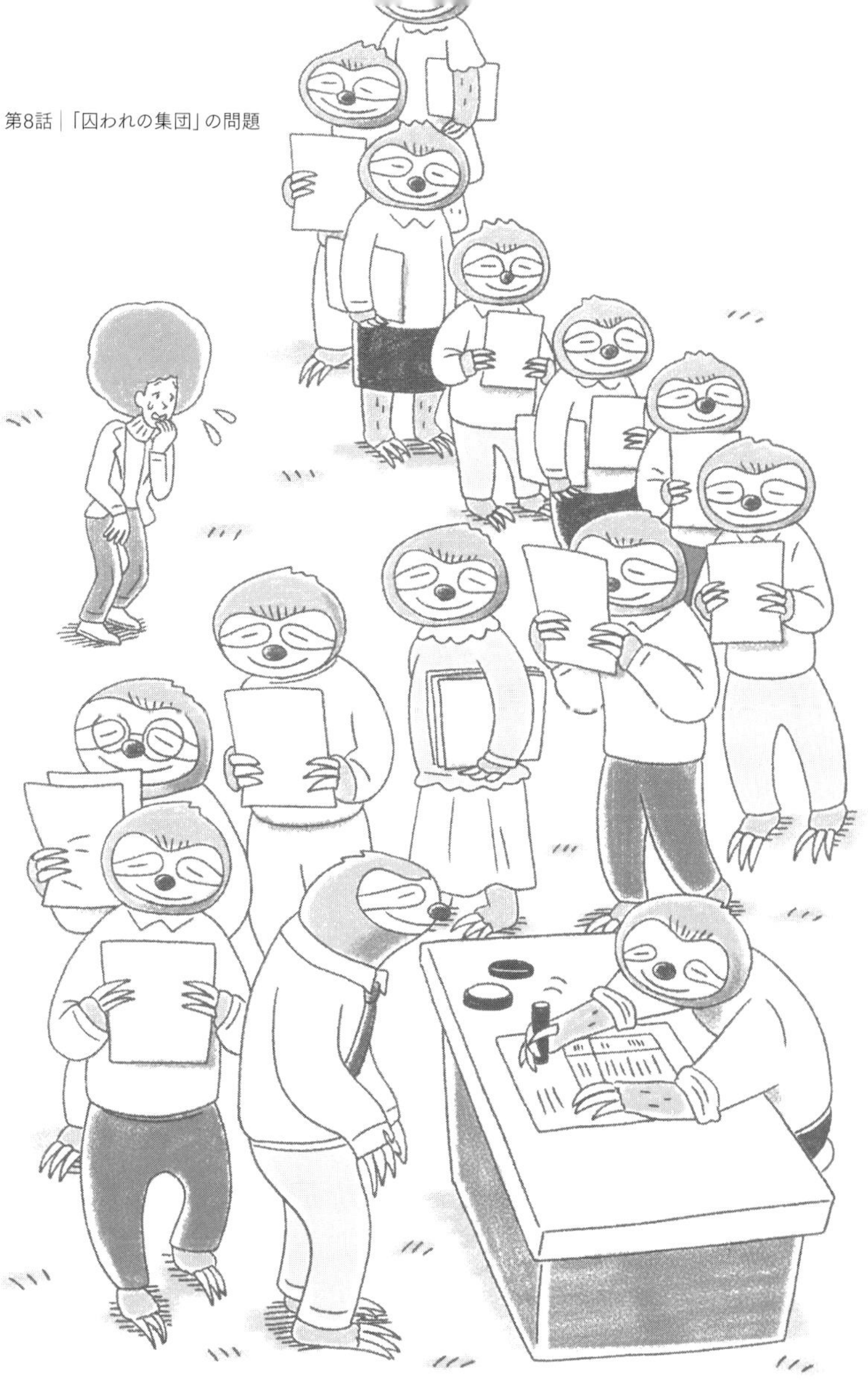

「はい。実は、そもそも少し前までは倫理審査委員会で研究計画書に意見を出すこと自体がご法度、という雰囲気さえあったんです」と土田が言った。

水野がそれに続けて小さくつぶやく。

「今でも診療科によっては、教授がどうしてウチの研究計画にケチをつけるんだ、大学でこの領域に一番詳しいのは自分たちなのに、素人にこういうこと言われたら困る、って怒鳴り込んでくることもあるんです……」

「そうなんですか！」火浦はかなり驚いたようだった。

「そうなんです」と水野が残念そうに答えた。

「実際この辺の感覚は診療科によってまちまちで、火浦先生のところはやっぱり臨床研究に慣れている先生も多いのでしっかりしていますけど、そもそもご自分で研究計画を書いたことのない先生もいますから……」

「水野さん、その辺りではいつも苦労してますよね」と土田が言った。「実際一五年前には、そもそも『倫理』の委員会なんだから科学にはタッチすべきではない、だから倫理審査では説明文書には意見してもいいけれど、研究計画に意見するのはタブー、なんてことが堂々と主張されていました。それから比べれば今はずいぶん変わったとはいえ、人によって意識は様々ですしね……」

土田は椅子から立ち上がり、窓から遠くのほうを眺めた。

決まっていないことを知ること

「そうなんですね。そう考えると比較的短いスパンで状況は大きく変わってきているんですね。そういう意味では、僕ら若い世代がより適切な制度になるように働きかけていくのも大事なんだと思いました。

あともう一つ良かったのが、土田先生が幾つか考え方を示しながら、ここは意見が割れているよ、ということを教えてくれた点です。僕のほうでは何となくヘルシンキ宣言とかに書いてあることが『正解』で、とりあえずそれに沿っていればいいだろう、と思っていたところもあったので、その辺りはとても新鮮でした」

「そういうふうに言ってもらえるとありがたいです。実際、議論の最前線に行けば行くほど百花繚乱で、そうそう一致した見解があるわけではないというのがこの領域です。

もちろん、目の前の問題を解決するためには、とりあえずはどれかに寄りかかってすすめるしかないんですが、それもまた仮のもので、状況が変化すれば変わりうる、と思っておくことは大事だと思います」

「私は正直その辺はきついなあと思ったんですが……」と水野が言った。

「そうかなあ。僕は自分で自由に考えて良いんだって言われたようで、そこはむしろありがたかったけど」と火浦が返す。

「そうですね。その辺は立場や性格に拠るかもしれません。もちろん、完全に自由というわけではなくて、ある程度の議論の土台はあって、そのうえでのAかBか、なんですが、それを事実として知っておくのは大事だと思います。

先ほど水野さんもおっしゃっていましたが、結局のところ研究ごとに個別性がありますし、新しいタイプの研究もどんどん出てきますから、ルールは常に追いつかないというのが現実です。ただ、考える筋道をしっかり身につけていれば、少なくとも何が論点で何を決めなければいけないのか、ということはわかってきます。最終的に決めるのは例えば倫理審査委員会での議論だったりするわけですから、水野さんとしてはそこに委ねればよいと思いますよ」

「わかりました。土田先生にそういうふうに言っていただければちょっと安心です」と水野が答えた。

気がつくとすっかりお昼の時間になっていた。水野がこれまでの御礼に、と言って土田に小さなチョコレートを渡した。土田は二人を見送ってからゆっくりと椅子に腰かけ、パソコンを開けてメールのチェックを始めた。やはりこういうのは悪くない。いつもの大部屋の講義もこんな感じでできれば良いんだが。

そんなことを考えながらしばらくメールを見ていると、この大学の別キャンパスにあるもう一つの倫理審査委員会の事務局の海野から長文のメールが来ていることに気づいた。どうやら先日留学先から帰ってきた外科の風見と倫理審査の要不要でもめているらしい。さらに画面をスクロールしていくと、当の風見からもメールが来ている。土田は、あれれ、この展開はどこかで経験した覚えがあるぞ、と思いながら風見のメールを開いた。

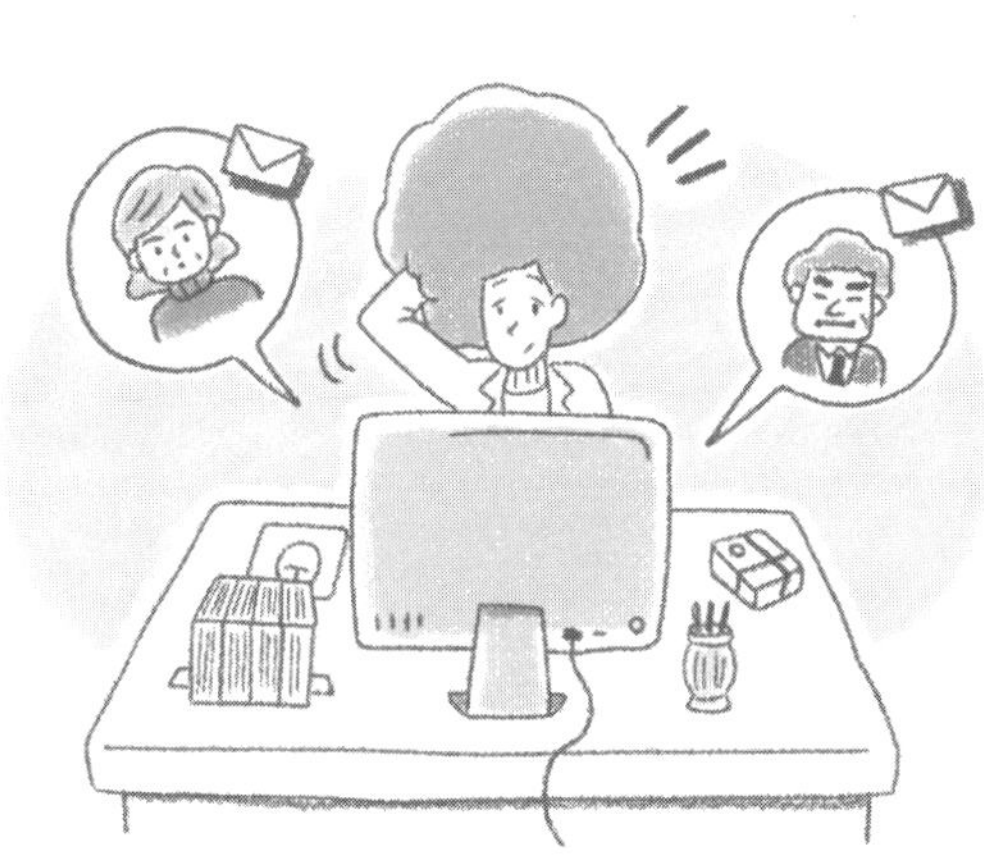

研究対象者の公正な選択　さらに学びたい人のために

第七話と第八話では、研究対象者の選択に関する話題を紹介しました。最もコンパクトにこのテーマをまとめているのが以下のものです。本書で取り上げた「重症者か小康状態の患者か」といった議論も紹介しています。

◆田代志門「研究対象者の選択」日本再生医療学会監修『テキストブック再生医療――創る、行う、支える』所収（日本再生医療学会、二〇一九年）

また、本書で取り上げたプラセボ対照試験の事例は、以下の映像教材が取り上げているものです。「治療との誤解」に関する教材と同じく、ICR臨床研究入門の『事例から学ぶ研究倫理』（滋賀医科大学作成）から視聴できます。

◆滋賀医科大学研究倫理DVD教材
事例1――精神科におけるプラセボ対照試験――治験の妥当性、被験者が負うリスク
事例2――精神科におけるプラセボ対照試験――リスクの軽減、インフォームド・コンセント

弱者対象研究の留意点については様々な議論がありますが、以下の書籍の記述がひとまずは簡潔でわかりやすいと思います。「弱者を対象とする研究」「囚人を対象とする研究」「子どもを対象とする研究」などの

節を参照してください。

ロバート・J・アムダー／エリザベス・A・バンカート（栗原千絵子・斉尾武郎訳）『IRBハンドブック 第2版』（中山書店、二〇〇九年）

また、本書で中心的に取り上げた同意能力評価と「囚われの集団」に関する議論は、以下で概要を知ることができます。

田代志門「新しい倫理指針は精神看護研究に何を求めているのか——精神障害者の『ヴァルネラビリティ』を考える」（『日本精神保健看護学会誌』二五巻二号、二〇一六年）

第七話で主に取り上げた同意能力評価については多くの書籍がありますが、まずは以下を一読することをお勧めします。本書で触れている同意能力に関する実証研究の紹介も以下に拠ります。

スコット・YH・キム（三村將監修・成本迅監訳）『医療従事者のための同意能力評価の進め方・考え方』（新興医学出版社、二〇一五年）

同意能力評価の文脈でしばしば言及されるイギリスの意思決定能力法については、以下の書籍が最も体系的に紹介しています。本書でのマニュアルからの引用も以下に拠ります。

菅富美枝『イギリス成年後見制度にみる自律支援の法理——ベスト・インタレストを追求する社会へ』

（ミネルヴァ書房、二〇一〇年）

第八話で取り上げた「囚われの集団」については、日本語でなかなかまとまった文献がありません。以下を参考にしてください。

◆ Bonham VH, Moreno JD, "Research with Captive Population : Prisoners, Students, and Soldiers," In Emanuel EJ, Grady C, Crouch RA et al. (Eds.), The Oxford Textbook of Clinical Research Ethics, Oxford University Press, 461-74, 2008.

同じく第八話で取り上げた子どもを対象とする研究における「教育的な利益」と自己実験の問題については、それぞれ以下をお読みください。

◆ Wendler DS, "The Ethics of Pediatric Research", Oxford University Press, 2010.
Davis JK, "Self-Experimentation," Accountability in Research, 10 : 175-87, 2003.

なお、第七話では日本やアメリカの古典的な事例について何度か触れていますが、アメリカの過去の事例については以下で知ることができます。研究倫理のみならず、アメリカにおける生命倫理学の誕生の経緯が詳しく書かれており、読み物としても優れています。

◆ **デイヴィッド・ロスマン（酒井忠昭監訳）『医療倫理の夜明け——臓器移植・延命治療・死ぬ権利をめぐって』**（晶文社、二〇〇〇年）

日本については代表的な事例が以下の書籍で網羅されています。

◆井上悠輔・一家綱邦編『医学研究・臨床試験の倫理――わが国の事例に学ぶ』（日本評論社、二〇一八年）

あとがき

この本は私がこれまで書いてきたどの本よりも、数多くの現場との関わりのなかで書かれました。というよりも、何かの手違い（？）により、一〇年間医学部や病院で働き、現場で揉まれることがなければ、こんな本は絶対に書けなかった（というか書かなかった）でしょう。その意味では、東京大学、昭和大学、国立がん研究センターという過去に在籍した三つの職場で関わったすべての方々にまずは心から感謝したいと思います。結果として国立大学医学部、私立大学医学部、がん専門病院という異なる環境で、研究倫理の現場にどっぷりと浸かる機会が得られました。多くの医療者や研究者、事務職員と一緒に働いたので、お一人おひとりの名前を挙げることはできませんが、もし本書の記述に何かしらのリアリティが宿っているとすれば、皆さんとの日々のやり取りのおかげです。これまで関わっていただき、ありがとうございました。

ところで、今回の本では、研究倫理の基本となる四つのトピックを取り扱っていますが、このうち最初のトピックである「研究と診療の区別」は私の研究テーマでもあり、最初に書いた本（『研究倫理とは何か――臨床医学研究と生命倫理』勁草書房、二〇一一年）で中心的に取り上げたものです。その意味では十八番的な内容なので、今回は専門的な内容をいかにわかりやすく説明するか、ということに注力しました。その一方で、残りのトピックはもともと専門的に研究していたというより、むしろ必要に応じてそのつど勉強し、いろいろな場所で話をしたり、解説を書いたりするなかで次第に内容が固まってきたものです。以下では、その舞台裏について少し話させてください。

まず、「インフォームド・コンセント」についてまとめて話したのは、二〇一四年に小原泉さん（自治医科大学）に呼ばれて伺った、日本がん看護学会の臨床試験看護師グループの学習会の場だと思います。その後、本文でも紹介した滋賀医科大学の映像教材を製作した際にその理解を深め、何度か「ＣＲＣと臨床試験のあり方を考える会議」などの場で臨床研究に関わる専門職と意見交換を重ねてきました。この過程を経て、自分のなかでも臨床研究のインフォームド・コンセントの勘どころがどの辺りにあるのかが次第に掴めるようになってきたように思います。

続いて「リスク・ベネフィット評価」については、東京大学に在職中の二〇〇九年に松井健志さん（現国立がん研究センター）と井上悠輔さん（東京大学）と始めた研究倫理のセミナーのためにまとめたものが最初です。今でこそ様々な研究倫理のセミナーがありますが、当時はまだまだそうした場は限られており、参加者とは毎回熱のこもったやりとりがありました。ここから発展して、次第にプラセボやランダム化の倫理についても、医療者を相手に話す機会が増えていきました。特にプラセボについては、医薬品医療機器総合機構（ＰＭＤＡ）の科学委員会でプラセボ対照試験の考え方をとりまとめる過程で多くのことを学びました。

さらに、第六話で主に扱っている「社会的価値」に関する議論は、二〇一七年に旗手俊彦さん（札幌医科大学）に声をかけていただき、日本法哲学会のシンポジウムで報告し、その後論文にまとめたものがベースになっています。さらに遡れば、そもそもリスクベースで価値の評価を変更すべきかどうか、という論点を最初に意識したのは、二〇一二年に藤原康弘さん（現ＰＭＤＡ）たちと一緒にイギリスを訪問し、倫理審査委員会で委員長を務める医師と意見交換した際のことです。彼から「無益で無害な（useless and harmless）研究の審査に労力をかける必要はない」とはっきり言われて、そういう考え方もあるのか、と驚いたのをよく覚えています（ちなみに「そういう研究はしばしば社会科学者から申請される」と冗談交じりに言われ、私も社会科学者としては反論したくなりましたが、それはともかく）。

最後の「研究対象者の公正な選択」の内容、特に同意能力評価や「囚われの集団」に関する議論を整理する良い機会になったのは、野末聖香さん（慶應義塾大学）に声をかけていただいた二〇一六年の日本精神保健看護学会での講演です。それ以前から関心を持っていたテーマでしたが、この機会に精神科の看護師の方々と率直な意見交換をすることができ、私なりにイメージできるようになりました。また、同じ年に日本臨床腫瘍研究グループ（JCOG）高齢者研究委員会のセミナーでこのテーマを話す機会があり、今度は高齢がん患者の診療に関わっている医師たちとじっくりと議論することができました。

なお、今回小児についてはは中心的に取り上げることができなかったのですが、松井健志さん（前出）や伊吹友秀さん（東京理科大学）、中村秀文さん（国立成育医療研究センター）と一緒に小児対象研究の倫理原則を取りまとめる作業をしたり、小児病院や小児医療関係の学会に講師として何度か呼んでいただいたりしたことが良い経験になっています。

最後に、丁寧に草稿を読み、思いやりと創造性に満ちたフィードバックをくださった、山本圭一郎さん（国立国際医療研究センター）、池田律子さん（滋賀医科大学）、水谷友紀さん（杏林大学）、後澤乃扶子さん（国立がん研究センター）、山下紀子さん（国立がん研究センター）、中濱洋子さん（国立がん研究センター）に感謝したいと思います。また、木村雅史さん（作新学院大学）には細かな表現を確認していただきました。そしてこの本の編集を担当していただいた医学書院の品田暁子さんに心からの感謝を。品田さんに頼まれなければこの本はそもそも書かれていないでしょうし、こんな形でまとまることもありませんでした。

この本が、臨床研究の現場で働く人びとにとって何かしらの良い影響を与えることを願って、いったん筆をおきたいと思います。

二〇二〇年九月　田代志門

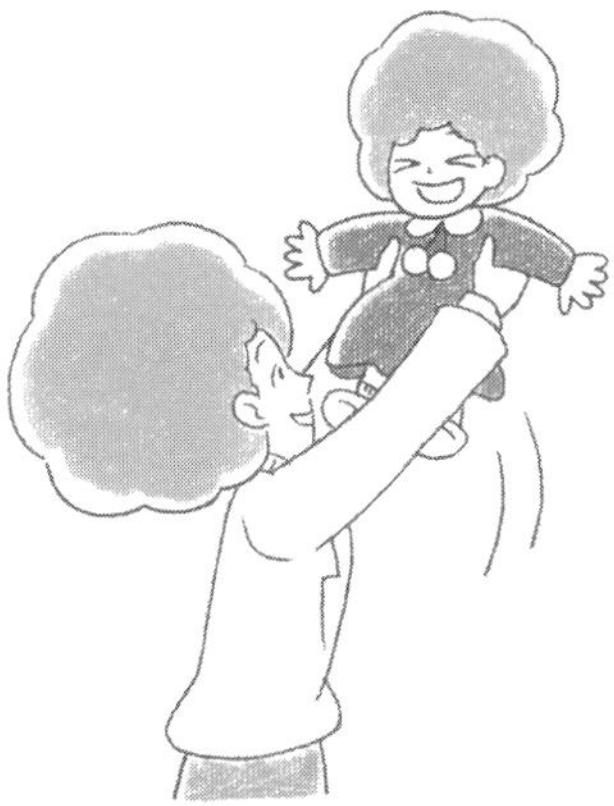

へ ほ

ヘルシンキ宣言 219, 220
——，インフォームド・コンセント 94
——，研究と診療の区別 64
——，社会的弱者 239
——，プラセボ使用 133
——，リスク・ベネフィット評価 148, 186, 191
ベルモント・レポート
——，研究と診療の区別 50, 54, 66
——，研究倫理の三原則 213
——，研究倫理の枠組み 95
——，構成 213
補償モデル 167

ま み む

まやかしの選択 251
未確立の介入（未確立の医療） 45, 57, 63
ムンテラ 85

や ゆ よ

薬物動態試験 241
——，小児 257
ユダヤ人慢性疾患病院事件 218
弱さの分類 226

ら り

ランダム化の説明 102, 129
利益の種類 156
リサーチ（研究） 12
リスクの大きさ 152
リスクの最小化 174, 210
リスク評価 153
リスク・ベネフィット評価 148, 174
倫理審査委員会
——，外部委員 77
——，構成員 179
——，の承認 272
——，の目的 271
倫理審査の要不要 12
倫理審査免除 5

わ

ワースハイマー 192

信託関係 25

せ

正義原則 215
生命倫理の四原則 214
説明―同意モデル 86
説明文書 17
――，試験治療のメリット 78, 108
――，修正要求 18, 195
――の長文化 98

た

第I相試験
――，抗がん剤 114, 122, 216
――，小児対象 241
代諾 94, 211, 237, 255
種まき試験 188

ち

遅延同意 238
治験審査委員会 180, 210
直接的利益 156, 177
治療上の孤児 **68**, 229
「治療」という言葉 78, 127
治療との誤解 28, 102, **112**, 269
治療ネグレクト 68
治療の誤評価 117, 122
治療楽観主義 117, 123

て

適応外使用 5, 8, 40, 56, 66
適格基準の設定 215

と

同意取得の方法 252
同意取得免除 238
同意能力 211, 247
同意能力評価 230
――，機能と文脈モデル 234
統合失調症の治験 209
囚われの集団 249

な に

名古屋乳児院特殊大腸菌感染実験 221
新潟大学ツツガムシ病感染実験 221
ニュルンベルク・コード
――，自発的同意 94
――，社会的価値 187
――，弱者研究 210, 220
任意性の担保 266
任意入院 253
人間関係，医師と患者の 24

ひ

必要性要件 239, 256
標準治療同士の比較 21, 47, 120
標準治療の差し控え 132, 135

ふ

付随的利益 156, 165, 259
負担軽減費 **167**, 170
不当な誘因 170
プラクティス（診療） 12
プラセボ対照試験 114, 209
プラセボの説明 102, 129
プラセボの不利益 131
プロセスとしてのインフォームド・コンセント 90
分析的アプローチ 228

か

科学的・社会的価値 161
科学的妥当性 187
革新的治療 57
拡大資源配分論 196, 200
確立している治療法 44
間接的利益 166

き

キセナラミン事件 224
基礎研究 158
機能と文脈モデル，同意能力評価 234
機微情報 155
教育的な利益 259
強制入院 248, 253
共同意思決定 90

く け

「薬」という言葉 128
ゲルジンガー事件 217
研究計画書，研究者の意図 53
研究対象者
——の利益 177
——のリクルート 252
——のリスク 177
研究と診療の扱いの違い 15
研究と診療を分ける基準 40
研究の意義 147
研究のインフォームド・コンセント 82
研究倫理の三原則 213

こ

高難度新規医療技術等の制度 62, 64
合理的なボランティア基準 102
個別ケア 44
混合診療の規制 62

さ

再生医療 63
裁量権 87
搾取防止論 192

し

資源配分論 192, 198
自己決定権 87
自己実験 263, 267
実験的治療 57
自発性 97
——関わる弱さ 249
自発的同意 94
社会的価値 184, 187
社会的利益 147, 156, **158**, 177, 184
謝金 146, 166
弱者 217
——の定義 223
弱者対象の研究 211
弱者保護 222
集団自己実験 263
手術手技，一般の規制 59
受託研究 147, 162
小児領域の研究 68, 258
承認モデル，研究と診療の区別 40
情報共有—合意モデル 86, **88**
情報リスク 153
症例報告 5, 8
——，何例まで 9, 51
——の定義 36
人格の尊重 96
人体実験 94, 219

索引

欧文

allocation argument 192
captive population 249
CIOMSガイドライン 160
——，研究の意義 191
——，社会的価値 160, 165
——，負担軽減費 169
——，リスク・ベネフィット評価 186, 191
deferred consent 238
educational benefit 259
exemption letter 5
experimental treatment 57
exploitation avoidance argument 192
fiduciary relationship 25
generalizable knowledge 44
group self-experimentation 263
ICH-GCP **150**, 177
——，弱者の定義 223
illusory choices 251
informational risk 153
innovative therapy 57
necessity requirement 239
personal care 44
scientific and social value 161
seeding trial 188
shared decision making 90
social value 187
therapeutic misconception 112
therapeutic neglect 68
therapeutic orphan 68
undue inducement 170
unproven intervention 57
waiver of informed consent 238

和文

あ い

アセント（賛意） **237**, 255
意思決定能力法 231
意思決定のプロセス 87
一般化可能な知識 44
意図，研究における 52
意図と承認 38
意図モデル，研究と診療の区別 43, 49
医薬品の臨床試験の実施に関する基準 150
医療資源 201
医療保護入院の患者 211, 247
インフォームド・コンセント（IC） 269
——，意思決定のプロセス 87
——，研究 82, 92
——，研究と診療の違い 17
——，診療 82, 92
——，二つの性格 91
——，プロセスとしての 90
——，ヘルシンキ宣言 94
——の概念 84
「インフォームド・コンセント実施」という言葉 84

う

ウィローブルック事件 218
上乗せ試験 136

え

エグゼンプション・レター 5
エマニュエルらの八原則 189

田代 志門（たしろ しもん）
1976年山形生まれ。東北大学大学院文学研究科博士後期課程修了。博士(文学)。現在、東北大学大学院文学研究科准教授。専門は社会学、生命倫理学。主な著書に『研究倫理とは何か 臨床医学研究と生命倫理』(勁草書房)、『死にゆく過程を生きる 終末期がん患者の経験の社会学』(世界思想社)など。
10年間医学部とがん専門病院で「生命倫理の専門家」として働いた後、文学部に社会学の教員として戻る。ちょっと引いた立場から「医療ってこう見えますよね」と言うときは社会学者として振る舞い、なかに入り込んで「医療ってこうあるべきですよね」と言うときは生命倫理学者として振る舞うコウモリ的研究者(時々、混線)。コーヒーとチョコレートと睡眠をこよなく愛す。

みんなの研究倫理入門
—臨床研究になぜこんな面倒な手続きが必要なのか
発　行　2020年12月1日　第1版第1刷©
　　　　2022年5月1日　第1版第2刷
著　者　田代 志門
発行者　株式会社　医学書院
　　　　代表取締役　金原　俊
　　　　〒113-8719　東京都文京区本郷1-28-23
　　　　電話　03-3817-5600(社内案内)
印刷・製本　アイワード

ISBN978-4-260-04269-7